浙江省"十一五"重点教材建设项目
高职高专工学结合教改规划教材系列

社区临床适宜技能

主　编　蒋建平
副主编　朱佩琼　朱　宁
主　审　戴玉英

ZHEJIANG UNIVERSITY PRESS
浙江大学出版社

内容简介

本教材内容主要涉及社区基层临床诊疗适宜技能，包括一般技能以及内、外、妇、儿、五官、急救、中医、康复等各科适宜在基层开展的基本技能，内容选择不求深、不求全，每项技能包括目的、准备、操作步骤、注意事项、常见错误、思考题等几个方面，充分体现教材的规范性和实用性，突出了针对基层医生岗位群的职业素质和职业能力培养。

图书在版编目(CIP)数据

社区临床适宜技能/蒋建平主编．—杭州：浙江大学出版社，2011.10(2021.3 重印)

ISBN 978-7-308-09124-4

Ⅰ.①社… Ⅱ.①蒋… Ⅲ.①社区—临床医学 Ⅳ.①R4

中国版本图书馆 CIP 数据核字（2011）第 191444 号

社区临床适宜技能

主编 蒋建平

丛书策划 阮海潮(ruanhc@zju.edu.cn)

责任编辑 阮海潮

封面设计 姚燕鸣

出版发行 浙江大学出版社

(杭州市天目山路 148 号 邮政编码 310007)

(网址：http://www.zjupress.com)

排　　版 杭州大漠照排印刷有限公司

印　　刷 广东虎彩云印刷有限公司绍兴分公司

开　　本 787mm×1092mm 1/16

印　　张 9.75

字　　数 250 千

版 印 次 2011 年 10 月第 1 版 2021 年 3 月第 5 次印刷

书　　号 ISBN 978-7-308-09124-4

定　　价 35.00 元

序

《社区临床适宜技能》是 2010 年浙江省高职高专重点教材建设项目，是在医疗改革的背景下，在对社区基层医疗卫生服务人员现状和岗位需求充分调研的基础上，由一批高年资临床医学教学一线的教师和社区基层临床专家共同编写完成的。该书适合作为临床医学专业（三年制）医学生临床技能课程的教材，也可作为社区基层医生临床基本技能实践的指导用书。

本教材的特色之一是强调"技能"，将原本分散在各门临床专业课程中的实践内容整合在一起，着眼能力素质的培养，突出临床技能，而不是单纯的操作技术，并且通过整合在一定程度上解决了原来各临床专业课程间实践内容相互衔接不理想、重复或脱节现象。特色之二是突出"社区""适宜"。虽然近年来全国已有一些高等医学院校对临床操作技能实验教学进行了改革，对实验教学内容整合成临床技能学，但这些改革基本上集中在本科及以上临床医学专业，其内容主要是针对综合性医院医生岗位为主，缺少针对社区医生工作岗位技能的内容，而本教材是根据三年制临床医学专业主要就业岗位编写的，充分体现了高职教育"以就业为导向"的教学理念。

本教材在内容的选择上不求深、不求全，而是注重社区基层临床基本操作的必要性、实用性和综合性，按照高职高专工学结合的人才培养思路，来确定教材的编写内容，保留并规范一般的常规操作，重点加强各科（包括内科、外科、妇产科、五官科、儿科、中医、康复等）适宜在基层开展的综合性操作和技能。每项内容包括目的、准备、操作步骤、注意事项、常见错误、思考题等，突出了针对岗位群的职业能力的培养。本教材在注重各临床技能的操作步骤、注意事项的同时，更指出常见错误，充分体现教材的规范性。

本教材以"必需为准、够用为度"为原则，以适应社会实际需要为目标，为三年制临床专业学生日后走向工作岗位打下知识、技术和能力的基础，能较好地满足农村和社区基层临床工作的需要，也适用于社区基层各级医师学习参考。

全国高等医学教育研究所副所长
《中国高等医学教育》杂志社常务副主编
浙江医学高等专科学校常务副校长

2011.6.13

《社区临床适宜技能》编写人员名单

主　　编　蒋建平

副 主 编　朱佩琼　朱　宁

主　　审　戴玉英

编　　者　（按拼音为序）

陈利丽（浙江医学高等专科学校）

钭慧敏（杭州滨江区长河街道社区卫生服务中心）

蒋建平（浙江医学高等专科学校）

卢舜飞（丽水学院医学院）

陆玮新（湖州师范学院医学院）

盛文彬（杭州市第一人民医院）

石君杰（浙江医学高等专科学校）

汪晓英（浙江医学高等专科学校）

徐琳峰（浙江医学高等专科学校）

朱广利（杭州滨江区长河街道社区卫生服务中心）

朱　宁（浙江医学高等专科学校）

朱佩琼（浙江医学高等专科学校）

朱旭红（杭州下城区长庆潮鸣街道社区卫生服务中心）

前　言

高职高专层次的医学院校主要是为农村和城市社区的基层医疗保健机构培养应用型医学人才，要求学生毕业后能从事对常见病、多发病的医疗和预防保健等工作，应具有扎实的医学知识及适宜的临床技能。我们根据高职高专培养基层卫生技术人才的目标，对临床医学专业的实践课程进行整合，使之更适合农村和社区等基层卫生服务。在编写内容的选择上我们注重其必要性、实用性和综合性。按照高职高专工学结合的人才培养思路，来确定教材的编写内容，保留并规范一般的常规操作，重点加强各科适宜在基层开展的综合性操作。

教材经过整合后主要分成一般技能和各专科技能，层次清楚。一般技能培养学生基本的临床操作，是各专科技能的基础，通过实践有利于提高学生的动手能力，建立临床操作的基本规范。各科的基本技能(包括内科、外科、妇产科、五官科、儿科、中医、康复等)能有效地联系相关学科的知识，使学生学会整体地观察问题，全面地思考分析问题，最终提高学生处理实际问题的能力，为学生从事基层临床医疗或参加助理执业医师实践操作考核奠定必要的基础。

本教材由长期从事临床专业课程教学的教师和基层一线专家共同编写，浙江省高职高专教育医学类专业教学指导委员会秘书长戴玉英教授进行了认真的审稿。该教材的编写出版，将为国内同类高职高专院校的临床技能课程整合改革奠定良好的基础。课程结构的改变，必然使学生面临新的挑战，也会促进教师营造良好的育人环境，使学生在获取知识、综合分析、临床思维形成等能力方面得到良好训练。虽然编者高度重视本书的编写，对内容进行了反复核对和修改，但由于视野的局限和水平的限制，难免有疏漏甚至错误之处，我们恳请读者批评并指正，这是对我们最大的鼓励和帮助，万分感谢！

蒋建平　朱佩琼　朱　宁

2011 年 9 月

前言

目　　录

第一章　一般技能

第一节　生命体征采集

一、体温测量

【目的】

1. 判断体温是否正常。
2. 动态监测体温，分析热型及伴随症状。
3. 为疾病诊断、治疗、康复、护理等提供依据。

【准备】

1. 用物准备：

(1) 清洁罐(盒)内备已消毒的玻璃汞柱式体温计(图1－1)，另备一罐(盒)放测温后污体温计、消毒纱布。

(2) 若测肛温，另备润滑油、棉签、卫生纸。

2. 患者体位舒适，情绪稳定。测温前若有下列活动，如运动、进食、冷热饮、冷热敷、洗澡、坐浴、灌肠等，应休息30min后再测量。

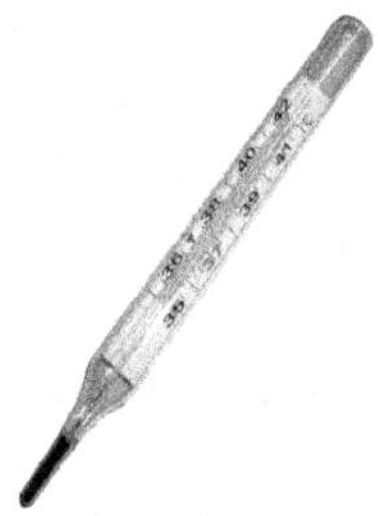

图1－1　汞柱式体温计

【操作步骤】

1. 口腔测温法：

(1) 洗手、戴口罩。备齐用物至床旁，核对，解释目的和方法。

(2) 将消毒过的体温计水银槽一端斜置于舌下舌系带两侧的舌下热袋处(图1－2)。

(3) 嘱患者紧闭口唇，用鼻呼吸，不要用牙咬体温计。

(4) 放置5min后取出，用消毒纱布擦净，读数。

(5) 整理用物，记录体温值。

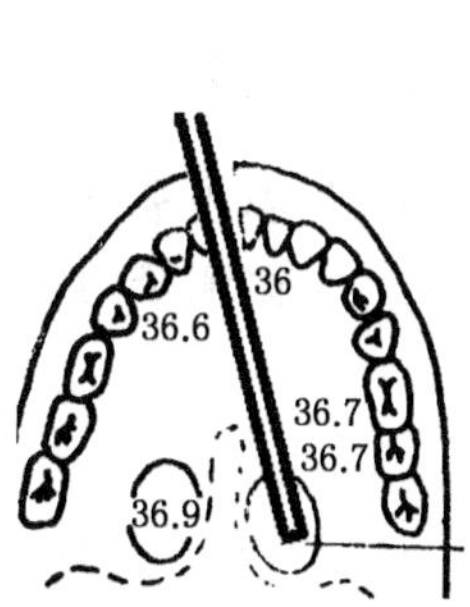

图1－2　舌下热袋

2. 腋下测温法：

(1) 备齐用物至床旁，核对，解释目的和方法。

(2) 解开上衣，擦干汗液，体温计水银槽一端放腋窝中央顶部，不能合作者，应协助其完成。

(3) 体温计紧贴皮肤,屈臂过胸,夹紧。

(4) 测量 10min 后取出,用消毒纱布擦净,读数。

(5) 协助患者恢复舒适的体位。

(6) 整理用物,记录体温值。

3. 直肠测温法:

(1) 备齐用物至床旁,核对,解释目的和方法。

(2) 协助患者取侧卧位或俯卧位暴露臀部。

(3) 用液体石蜡或 20%肥皂液润滑体温计水银端,轻轻插入肛门 3~4cm 并固定。

(4) 测量 5min 后取出,用消毒纱布擦净,读数。

(5) 用卫生纸擦净肛门,协助患者取舒适的体位。

(6) 整理用物,记录体温值。

【注意事项】

1. 不同的测量方法和测量部位,体温的正常范围不同。

2. 腋下测温时,测量体温前,应擦干汗液,体温计水银端放腋窝处。

3. 测温前若有下列活动,如运动、进食、冷热饮、冷热敷、洗澡、坐浴、灌肠等活动应休息 30min 后再测量。

4. 应根据病情选择测量部位,如患者精神异常、呼吸困难、昏迷、婴幼儿及无法合作者,不宜测口腔温度;腹泻或直肠手术者不宜测直肠温度。

5. 测得的体温较实际低的原因:体温计头部未紧贴皮肤和黏膜;测口温时未闭口或刚进完冷食;测腋温时有汗;测肛温时直肠内有积便。

6. 测得的体温较实际高的原因:测温前未将水银柱甩到 36℃以下;测口温前喝过热水或用热水漱过口;测腋温前用热毛巾擦过腋下;读数前,体温计接触到热源。

【常见错误】

1. 测量前未将水银柱甩到 36℃以下,使检查结果高于实际体温。

2. 应用腋下测温时,患者未将体温计夹紧。

3. 测口温时与患者谈话,影响测量。

4. 直肠测温时,体温计插入肛门过浅。

【思考题】

1. 体温正常范围是多少?

2. 体温测量的常用方法有哪些?

二、脉搏测量

【目的】

1. 判断脉搏是否正常。

2. 间接了解心率、心律、心脏收缩力和动脉壁的状况。

3. 为疾病诊断、治疗、康复、护理等提供依据。

【准备】

1. 用物准备：钟表(有秒针)，必要时应同时备听诊器。

2. 患者体位舒适，情绪稳定。测脉搏前如有下列活动：剧烈运动、紧张、恐惧、哭闹等，应休息 20～30min 后再测量。

3. 测量环境安静、整洁。

【操作步骤】

1. 患者取卧位或坐位，手臂放舒适位置，手腕放松。

2. 以食指、中指、无名指的指腹按压在桡动脉处。

3. 按压力量适中，以能清楚测得脉搏搏动为宜。

4. 计数：正常脉搏测 30s，乘以 2。

【注意事项】

1. 测量脉搏时，应保持患者体位舒适，情绪稳定。

2. 测脉搏前如有剧烈运动、紧张、恐惧、哭闹等情况，应休息 20～30min 后再测量。

3. 心脏病患者应计时 1min 以上。

4. 脉搏短绌者，应由两名医务人员同时测量，一人听心率，一人测脉率。

5. 测量脉搏常用部位是桡动脉，在无法测桡动脉时也可测肱动脉、股动脉、足背动脉、颞动脉等。

6. 偏瘫患者测量脉搏应选健侧肢体。

【常见错误】

1. 在测量脉搏时没有考虑患者的精神状态。

2. 测量时间太短，不易发现脉律不齐者。

【思考题】

1. 安静时，成人脉搏的正常值范围是多少?

2. 影响脉搏测量的常见原因有哪些?

三、血压测量

【目的】

1. 判断血压是否正常。

2. 动态监测血压变化，间接了解循环系统功能状况。

3. 为疾病诊断、治疗、康复、护理等提供依据。

【准备】

1. 用物准备：水银血压计、听诊器、记录本、笔。检查血压计，了解有无破损、漏气、水银柱量不足等情况。

2. 患者体位舒适、情绪稳定。测量前如有吸烟、运动、情绪变化等，应休息 20～30min 后再测量。

3. 测量环境应整洁、安静、光线充足。

【操作步骤】

1. 洗手、戴口罩。备齐用物至病床旁，解释目的和方法。

2. 坐位平第四肋；卧位平腋中线。手臂位置（肱动脉）与心脏同一水平(图 1-3)。

3. 卷衣袖，露一侧上臂至肩部（必要时脱去一侧衣袖），手掌向上，肘部伸直。

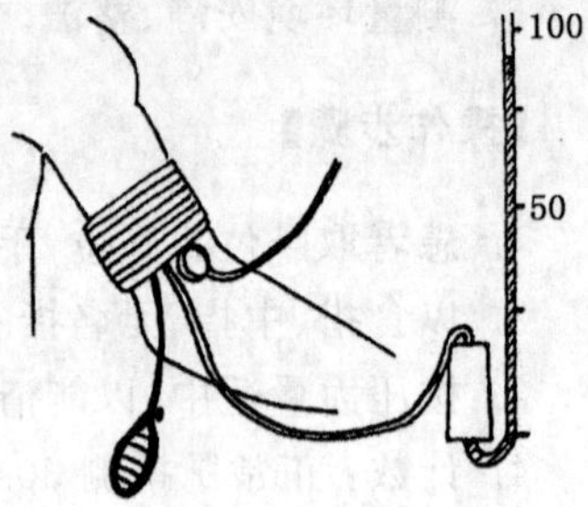

图 1-3　血压测量

4. 打开血压计，垂直放妥，开启水银槽开关。

5. 驱尽袖带内的空气，平整地缠于上臂中部，袖带下缘距肘窝 2～3cm，松紧以能放入一指为宜。

6. 戴好听诊器，将听诊器胸件置于肱动脉搏动最明显处，一手固定，另一手握加压气球，关气门，打气至肱动脉搏动音消失，再升高 20～30mmHg。

7. 缓慢放气，水银柱以每秒下降 4mmHg 速度为宜，注意水银柱刻度和肱动脉声音的变化。

8. 从听诊器中听到第一声搏动，水银柱所指的刻度为收缩压。

9. 当搏动声突然变弱或消失，水银柱所指的刻度即为舒张压。

10. 测量结束后，将袖带内余气排尽，拧紧压力阀门，整理后放入盒内；血压计盒盖右倾 45°使水银流回槽内，关闭水银槽开关，盖上盒盖。

11. 协助患者取舒适的体位。

12. 记录测量值，血压以分数式表示：收缩压/舒张压 mmHg。

【注意事项】

1. 测量血压时，应保持患者正确、舒适体位，使其情绪稳定、合作。

2. 测量前应判断有无影响血压测量的因素存在，如有下列活动：吸烟、运动、情绪变化等，应休息 20～30min 后再测量。

3. 需密切观察血压者，应做到四定：定时间、定部位、定体位、定血压计。

4. 被测肢体与心脏和血压计零刻度应在同一水平线。

【常见错误】

1. 测量部位不正确。

2. 测血压处衣物太厚，或卷起的袖口太紧影响血流。

3. 将听诊器的胸件塞入袖带内。

4. 测量者视线低于或高于水银柱刻度，使测量值发生偏差。

【思考题】

1. 成人血压的正常值范围是多少？
2. 影响血压测量的因素有哪些？

四、呼吸测量

【目的】

1. 判断呼吸是否正常。
2. 动态监测呼吸变化，了解患者呼吸系统功能状况。
3. 为疾病诊断、治疗、康复、护理等提供依据。

【准备】

1. 用物准备：表（有秒针）、记录本、笔，必要时备棉花。
2. 患者体位舒适，情绪稳定，保持自然呼吸状态。
3. 环境整洁、安静、安全。

【操作步骤】

1. 洗手、戴口罩，备齐用物携至床旁。
2. 协助患者取舒适体位。
3. 将手放在患者的诊脉部位似诊脉状，眼观察患者胸部的起伏。
4. 观察呼吸频率（一起一伏为一次呼吸）、深度、节律、音响、形态及有无呼吸困难。
5. 正常呼吸测 30s，乘以 2，记录。

【注意事项】

1. 测量呼吸时，应保持患者体位舒适、精神放松。

2. 测量前应判断有无影响呼吸测量的因素存在，如运动、情绪变化等，如有，应休息 20～30min 后再测量。

3. 异常呼吸患者或婴儿应计时 1min。

4. 危重患者呼吸微弱，可用少许棉花放在患者鼻孔前，观察棉花被吹动的次数，计时 1min。

【常见错误】

在测量呼吸时没有考虑患者的精神状态，患者情绪紧张，呼吸受意识控制。

【思考题】

1. 每分钟呼吸次数的正常范围是多少？
2. 影响呼吸测量的因素有哪些？

第二节　无菌技术

一、无菌持物钳的使用

【目的】

取用和传递无菌物品。

【准备】

用物准备：无菌持物钳及盛放无菌物品的容器。

【操作步骤】

1. 洗手，戴口罩。

2. 打开容器盖，手持无菌持物钳，将钳移至容器中央，使钳端闭合，竖直取出。

3. 手不可触碰持物钳无菌部分，使用时保持钳头向下，不可倒转向上(图 1-4)。

4. 用后闭合钳端，竖直放回容器，不可触及容器口和液面以上的容器壁，浸泡时轴节松开，使钳端分开。

5. 到远处取物时，将持物钳和容器一起移至操作处使用。

6. 无菌持物钳及其浸泡容器每周清洁、灭菌 2 次，并更换消毒液；必要时每日清洁、灭菌。

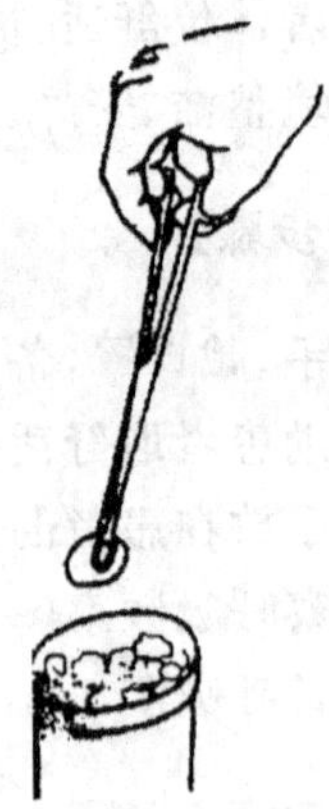

图 1-4　取用无菌物品时钳头朝下

【注意事项】

1. 取放无菌持物钳时，不可触及容器口缘及液面以上的容器内壁，以免污染。

2. 不用无菌持物钳夹取油纱布，防止油粘于钳端而影响消毒效果。

【常见错误】

1. 在容器盖闭合时从盖孔中取放持物钳。

2. 使用时未保持钳端向下，消毒液逆流污染钳端。

二、无菌容器的使用

【目的】

用于盛放无菌物品并保持无菌状态。

【准备】

用物准备：无菌持物钳、盛放无菌物品的容器。常用的无菌容器有无菌盒、罐、盘及储槽等。无菌容器内盛治疗碗、棉球、纱布等。

【操作步骤】

1. 洗手、戴口罩，准备环境及用物。
2. 检查无菌容器标记、灭菌日期。
3. 打开容器盖取物时，内面向上置于稳妥处或拿在手中，用无菌持物钳从无菌容器内夹取无菌物品。
4. 物品取出后，立即将盖盖严。
5. 手持无菌容器时，应托住容器底部。

【注意事项】

1. 拿盖时，手不可触及盖的边缘及内面。
2. 取出无菌物品时，不可触及盖的边缘及内面。
3. 无菌容器一经打开，限于 24h 内使用，超时应重新灭菌。

【常见错误】

1. 用手直接取用无菌容器内的物品。
2. 打开容器盖后将内面朝下放置。

三、无菌包的使用

【目的】

供无菌操作用。

【准备】

用物准备：无菌持物钳、盛放无菌包内物品的容器或区域；无菌包：内放无菌治疗巾、敷料、器械等。查看无菌包名称、灭菌日期、灭菌效果等是否符合要求，包布是否干燥、有无破损。

【操作步骤】

1. 洗手、戴口罩。
2. 将无菌包放在清洁、干燥的操作台上。
3. 将无菌包的系带解开或将粘贴处撕开，逐层打开，依次揭开包布外角、左右两角和内角，操作时手不可触及包布的内侧面。若是双层包裹的无菌包，内层无菌巾用无菌持物钳打开。
4. 用无菌钳取用所需的物品，放在指定无菌区域。

5. 如包内物品一次未用完,可按原折痕包盖、系好,并注明开包日期和时间。

6. 如需将包内物品全部取出,可将包托在手上打开,另一手将包布四角抓住,稳妥地将包内物品放在无菌区内。

【注意事项】

1. 一般无菌物品放于质厚、致密、未脱脂的双层纯棉布包内。
2. 无菌包如超过有效期、潮湿或破损不可使用。

【常见错误】

1. 无菌包内物品一次未用完包好后,未注明开包时间。
2. 取用无菌包内物品时,手触及包布的内侧面,造成污染。

四、取用无菌溶液

【目的】

供医疗和护理操作使用。

【准备】

用物准备:无菌溶液、启瓶器、弯盘;盛装无菌溶液的容器;治疗盘内盛棉签、消毒溶液、签字笔。

【操作步骤】

1. 洗手、戴口罩,准备环境及用物。
2. 取无菌溶液瓶,核对标签,检查瓶盖有无松动及溶液有无沉淀、混浊等。
3. 揭开无菌溶液瓶铝盖,消毒瓶盖。
4. 一手拿瓶,另一手拉出瓶塞,瓶签朝掌心。
5. 倒出少量溶液冲洗瓶口,再由原处倒出适量溶液至无菌容器中。
6. 倒液毕,塞进瓶塞,经消毒后盖好(图 1-5)。
7. 无菌溶液有剩余时,注明开瓶日期、时间,整理好物品。

【注意事项】

1. 无菌溶液瓶打开过后,瓶内溶液可保存 24h,故最好采用小包装溶液,避免浪费。

2. 不可将物品伸入无菌溶液瓶内蘸取溶液。已倒出的溶液不可再倒回瓶内。倒液时勿沾湿瓶签。

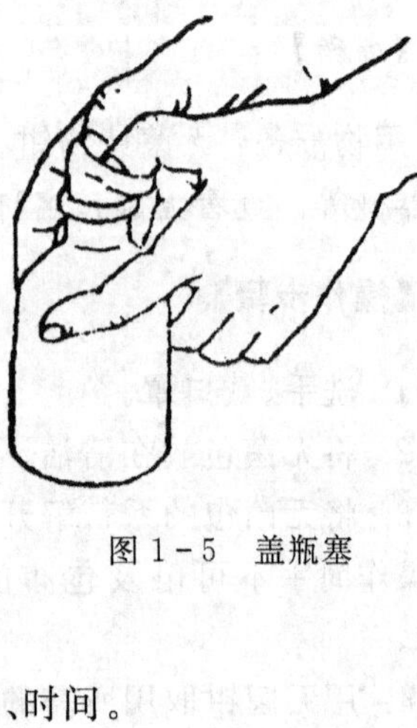

图 1-5　盖瓶塞

【常见错误】

1. 开瓶后未倒出少量溶液冲洗瓶口。
2. 无菌溶液一次未用完有剩余时,未在瓶签上注明开瓶日期、时间。

五、戴、脱无菌手套

【目的】

在手术、穿刺、导尿等操作时或在接触破损的皮肤、黏膜时确保无菌效果。

【准备】

1. 用物准备：无菌手套1副。
2. 修剪指甲，取下手表、戒指等。

【操作步骤】

1. 戴口罩、帽子。
2. 洗净、擦干双手。
3. 核对无菌手套袋外的尺码和灭菌日期。
4. 将手套袋置于清洁、干燥台面上打开，取出滑石粉包涂擦双手。
5. 掀开手套袋开口处，捏住两只手套的翻折部分，取出手套。
6. 分清左右，先戴一只手，五指对准手套的相应位置，再以戴好手套的手指插入另一只手套的翻折夹层内，同法戴好（图1-6）。

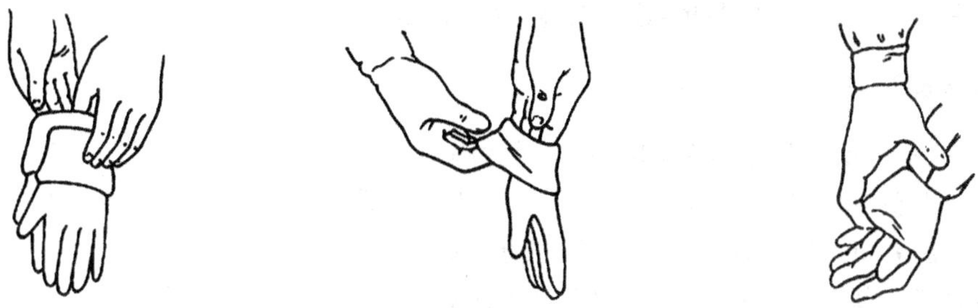

图1-6　戴无菌手套步骤

7. 调整手套位置，将手套的翻折部扣套在工作服袖口外。
8. 戴好手套后，应始终保持双手在腰部或操作台面以上和视线范围内。

操作完成脱手套时，一手先捏住另一手套腕部外侧面翻转脱下，已脱下手套的手指插入另一只手套内将其翻转、脱下，避免手套外面（污染面）接触到皮肤。

【注意事项】

1. 已戴手套的手不可触及未戴手套的手及另一只手套的内面，未戴手套的手不可触及手套的外面。
2. 一旦发现手套有破损，应立即更换。

【常见错误】

1. 无菌观念不强，戴手套时皮肤接触手套外侧面的绝对无菌区。

2. 脱手套时污染面碰触皮肤。

【思考题】

1. 何谓无菌技术?
2. 无菌技术操作原则有哪些?

第三节　吸痰法

【目的】

清除呼吸道分泌物,保持呼吸道通畅,预防并发症发生。

【准备】

1. 用物准备:
(1) 电动吸引器,接线板。
(2) 治疗盘内放有盖罐2只(一只盛无菌生理盐水,另一只放消毒纱布)、一次性吸痰管数根、弯盘、无菌血管钳及镊子等。
(3) 必要时备压舌板、开口器、舌钳等。
2. 患者准备:理解吸痰目的,愿意合作,有安全感。

【操作步骤】

1. 洗手、戴口罩。备齐用物至床旁,核对并解释。
2. 接通电源,检查吸引器性能,调节负压至适当范围(成人<20kPa,小儿<13.3kPa)。
3. 检查患者口、鼻腔状况,如有活动义齿应取下。
4. 将患者头部转至面向操作者一侧,昏迷患者需用开口器协助张口。
5. 操作者戴手套,连接吸痰管,试吸少量生理盐水。
6. 左手将吸痰管末端折叠,右手持吸痰管前段轻轻插入口(鼻)腔至咽喉部,然后放松导管末端将咽部的分泌物吸净。
7. 更换吸痰管,插至气管预定部位后应退出约1cm再吸引。
8. 将吸痰管由深部左右旋转向上提拉,边吸边退吸净痰液。
9. 导管退出后用生理盐水冲洗,随时擦净溅出的分泌物,并观察吸痰后患者呼吸频率的改变。
10. 分离吸痰管,将玻璃接管置于盛有消毒液的瓶内备用。
11. 清洁整理物品,交代患者或家属注意事项。
12. 观察吸出液体的颜色、性状和量,并记录。

【注意事项】

1. 每次吸痰时间不超过15s,以免缺氧,一次未吸尽,隔3~5min再吸。
2. 痰液黏稠,可配合叩击、蒸汽吸入、雾化吸入。

【常见错误】

1. 插至气管预定部位后未退出少许便开始吸引。
2. 一次吸痰时间过长。

【思考题】

1. 吸痰法的适应证有哪些？
2. 为什么采用吸痰法？

第四节　鼻导管吸氧法

【目的】

纠正各种原因造成的缺氧状态，促进新陈代谢，维持机体生命活动。

【准备】

1. 用物准备：氧气筒及氧气表装置1套(图1－7)，治疗盘内备鼻导管2根、胶布2条、橡胶管1根、玻璃接管、棉签、纱布、扳手、弯盘、治疗碗(内盛清水)、用氧记录单、笔、酒精、治疗碗、安全别针。

2. 患者准备：理解吸氧目的，愿意合作，有安全感。

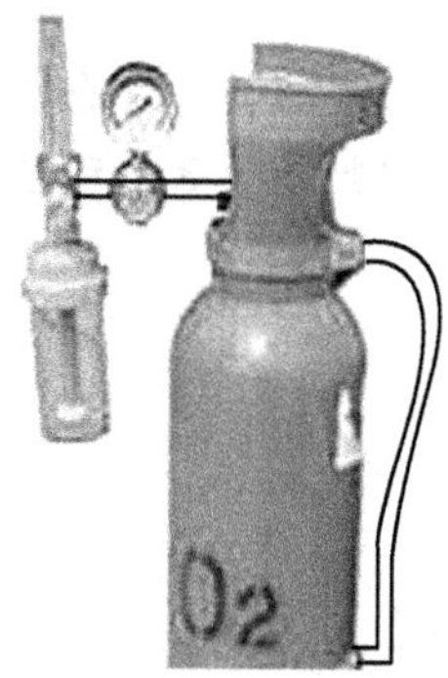

图1－7　氧气筒及氧气表连接

【操作步骤】

1. 洗手、戴口罩。备齐用物至床旁，核对，解释。
2. 检查并清洁患者的鼻腔。
3. 根据患者病情调节氧流量(一般小儿1～2L/min，成人2～4L/min，严重缺氧者4～6L/min)。
4. 连接鼻导管，试吸少量生理盐水。
5. 检查氧气流出是否通畅，测量鼻导管插入鼻腔的长度(插入长度一般为鼻尖至耳垂的2/3)，将鼻导管轻轻插入鼻腔。
6. 固定鼻导管于鼻翼、面颊，然后用别针固定于枕边。
7. 观察、记录。
8. 停止用氧：先取下鼻导管、关闭总开关，放出余气后关闭流量表。
9. 安置患者，体位舒适，记录。
10. 卸表、整理用物。

【注意事项】

1. 根据病情决定给氧的种类，按需调节氧流量。

2. 湿化瓶内定期添加湿化液。常用的湿化液有蒸馏水、冷开水。急性肺水肿的患者常选用20%～30%的酒精作为湿化液可以降低肺泡内泡沫的表面张力，使泡沫破裂，扩大气体和肺泡壁接触面积而使气体易于弥散，改善气体交换功能。

3. 插入长度一般为鼻尖至耳垂的2/3。

4. 观察吸氧装置是否通畅、安全，氧气筒内的氧气不可用尽，压力表指针在$5kg/cm^2$(0.5MPa)时即不可再用，以防再次充氧时引起爆炸。做到防火、防油、防热、防震。

5. 应分类消毒以防交叉感染。

6. 观察血气分析的结果及缺氧症状是否改善。

7. 持续给氧者应每班更换鼻导管，双侧鼻腔交替插管。

8. 如是中心供氧装置，取下鼻导管后，关闭流量表开关。

【常见错误】

1. 未根据病情调节氧流量。

2. 鼻导管插入鼻腔的长度不适当。

【思考题】

1. 吸氧法的适应证有哪些？

2. 如何判断缺氧的程度？

第五节　鼻饲法

【目的】

为了保证患者摄入足够的蛋白质、糖类等多种营养和热量，以利早日康复。

【准备】

1. 用物准备：无菌鼻饲包(鼻胃管1根、压舌板1块、50ml注射器1副、治疗碗2只、镊子1把、止血钳1把、治疗巾、纱布数块)，棉签，石蜡油，胶布，别针，止血钳，温开水，鼻饲液，水杯，弯盘。

2. 患者准备：

(1) 向患者或家属讲解插管的目的、操作过程及配合的相关知识。

(2) 根据病情取合适卧位。

(3) 若患者戴眼镜或有义齿，操作前应将其取下，妥善放置。

【操作步骤】

1. 插管：

(1) 洗手、戴口罩。备齐用物至床旁。

(2) 核对并解释操作目的、过程及方法。

(3) 若患者戴眼镜或义齿,应先取下并妥善放置。

(4) 取半坐卧位或坐位,无法坐起者取右侧卧位。

(5) 选择、清洁鼻腔。

(6) 测量插入长度(A段+B段)并标记(图1-8)。

(7) 用石蜡油润滑胃管前端。

(8) 插管45～55cm(相当于从患者鼻尖至耳垂,再到剑突的长度)。

(9) 确定胃管在胃内。

(10) 固定,灌注食物。

(11) 安置好患者,整理用物,洗手、记录。

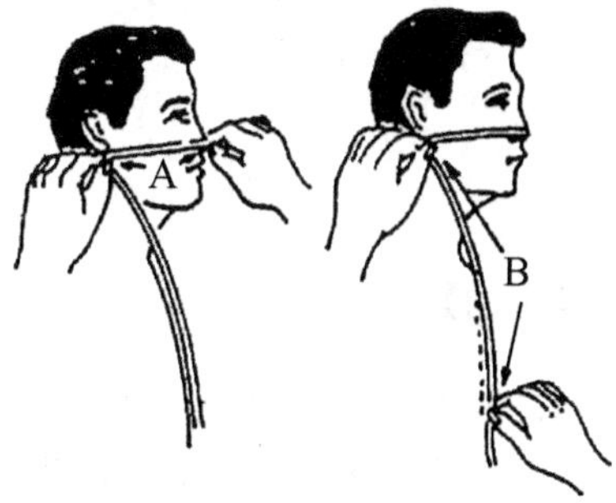

图1-8　测量胃管插入长度

2. 拔管:

(1) 备齐物品、核对。

(2) 置弯盘于患者颌下,夹紧胃管末端。

(3) 呼气时拔管放入弯盘。

(4) 整理用物。

(5) 洗手、记录。

【注意事项】

1. 插管过程中若出现剧烈恶心、呕吐,可暂停插入;如误入气管应立即拔出,休息后再重新插入。

2. 证实胃管在胃内的方法:接注射器抽吸,有胃液被抽出;将胃管末端放入盛水的碗内,无气体逸出;置听诊器于胃部,用注射器从胃管注入10ml空气能听到气过水声。

3. 每次灌注食物前、后,均应先注入少量温开水。

4. 鼻饲量一般每次不超过250ml,从小量(200ml)开始,逐渐增加,若无消化道症状,每日可达1500～2000ml。间隔时间不少于2h。

5. 长期鼻饲者,每周更换胃管1次,晚上拔出次日早晨再由另一鼻孔插入。

6. 避免灌入速度过快,避免鼻饲液过冷或过热。

【常见错误】

1. 鼻饲前对胃管是否在胃内未予证实。

2. 一次鼻饲量过大,灌入速度过快,鼻饲液过冷或过热。

【思考题】

1. 证实胃管在胃内的三种方法。

2. 请回答每次的鼻饲量及间隔时间、鼻饲液的温度。

第六节　导尿术

【目的】

1. 为尿潴留患者引流出尿液，以减轻痛苦。

2. 协助临床诊断。如留取未受污染的尿标本做细菌培养；测量膀胱容量、压力及检查残余尿；进行尿道或膀胱造影等。

3. 为膀胱肿瘤患者进行膀胱化疗。

4. 为尿失禁患者留置尿管。

【准备】

1. 用物准备：

(1) 无菌导尿包：内有治疗碗或弯盘 1 个，导尿管 1 根，小药杯 1 个，血管钳 2 把，润滑油棉球瓶 1 个，标本瓶 1 个，洞巾 1 块，治疗巾 1 块，包帕 1 块。

(2) 外阴初步消毒用物：治疗碗 1 只，消毒棉球及容器，血管钳或镊子 1 把，弯盘 1 个，手套 1 只。

(3) 其他：无菌持物钳和容器 1 套，无菌手套 1 副，消毒溶液，小橡胶单和治疗巾 1 套，浴巾 1 条，便盆，屏风，治疗车。若为男患者导尿，需备无菌纱布。

2. 患者准备：

患者和家属了解导尿的目的、意义、过程和注意事项，并学会如何配合操作。如患者不能配合时，请人协助维持适当的姿势。

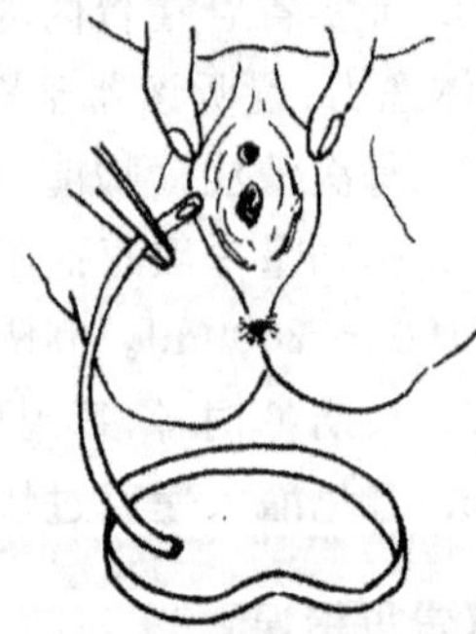

图 1-9　女性导尿

【操作步骤】

1. 女患者导尿(图 1-9)：

(1) 了解患者情况，穿戴整齐，洗手，戴口罩。

(2) 备齐用物并携至床旁，核对并解释。

(3) 揭开床上盖被，帮助患者脱去对侧裤腿，盖在近侧腿上，对侧腿用盖被遮盖。

(4) 协助患者屈膝仰卧，两腿略外展，暴露外阴。

(5) 铺橡胶单和治疗巾，夹棉球入治疗碗，一手戴手套，另一手持血管钳夹取棉球消毒外阴，顺序：阴阜→大阴唇→戴手套的手分开大阴唇→小阴唇→尿道口，污棉球放于弯盘中，脱手套，置弯盘和治疗碗于床尾。

(6) 打开导尿包，夹棉球入小药杯。

(7) 戴无菌手套，铺洞巾，形成无菌区。

(8) 按顺序摆放物品，润滑导尿管前段。

(9) 分开并固定小阴唇，消毒局部，顺序：尿道口→小阴唇→尿道口。

(10) 置弯盘于洞巾口旁，嘱患者张口呼吸，持钳夹尿管插入尿道约 4～6cm，见尿后再插入 1～2cm。

(11) 用无菌标本瓶接取中段尿约 5ml,妥当放置。

(12) 放出余尿,倒入便盆,拔出尿管,擦净外阴,撤用物,脱手套,协助患者穿好衣裤,恢复舒适体位。

(13) 清理用物,测尿量,标本送检,洗手,记录。

2. 男患者导尿(图 1－10):

(1) 了解患者情况,穿戴整齐,洗手,戴口罩。

(2) 备齐用物并携至床旁,核对并解释。

(3) 揭开盖被,帮助患者脱去对侧裤腿,盖在近侧腿上,对侧腿用盖被遮盖。

(4) 协助患者仰卧,两腿伸直略分开外展,暴露阴茎,铺橡胶单和治疗巾,置弯盘和治疗碗于近外阴处。

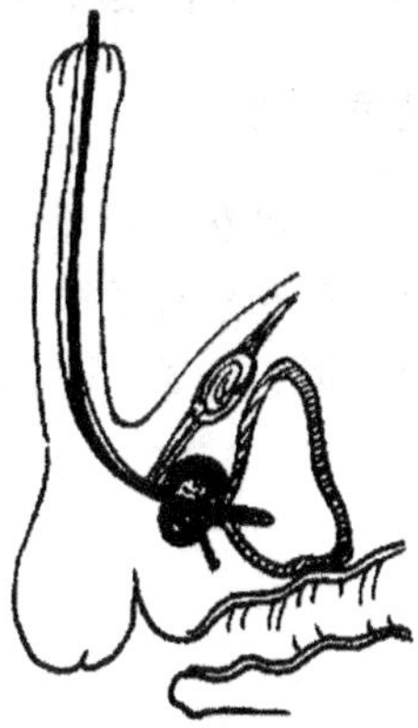

图 1－10　男性导尿

(5) 夹棉球入治疗碗,一手戴手套,另一手持血管钳夹取棉球消毒外阴,顺序:阴阜→阴茎→阴囊→戴手套的手垫无菌纱布将包皮向后推→尿道口→龟头→冠状沟。污棉球和手套放于弯盘中,置弯盘和治疗碗于床尾。

(6) 打开导尿包,夹棉球入小药杯。

(7) 戴无菌手套,铺洞巾,形成无菌区。

(8) 按顺序摆放物品,润滑导尿管前段。

(9) 用无菌纱布裹住阴茎并提起,使之与腹壁成 60°角,将包皮向后推,暴露尿道口,消毒尿道口→龟头→冠状沟数次,污棉球、药杯及血管钳置床尾弯盘内。

(10) 置弯盘于洞巾口旁,嘱患者张口呼吸,持钳夹尿管插入尿道约 20～22cm,见尿后再插入 1～2cm。

(11) 用无菌标本瓶接取中段尿约 5ml,放置妥当。

(12) 放出余尿,倒入便盆,拔出尿管,擦净外阴,撤用物,脱手套,协助患者穿好衣裤,恢复舒适体位。

(13) 整理床铺,清理用物,测量尿量,标本送检,洗手,记录。

【注意事项】

1. 注意贯彻无菌原则;导尿管一经污染或拔出均不得再使用。消毒外阴及尿道口的棉球每个限用一次。如果导尿管误插入阴道,应另换无菌导尿管重新插入。

2. 对膀胱高度膨胀且又极度虚弱的患者,第一次导尿量不可超过 1000ml,以防大量放尿,导致腹腔内压突然降低,大量血液滞留于腹腔血管内,造成血压下降,产生虚脱,亦可因膀胱突然减压,导致膀胱黏膜急剧充血,引起尿血。

3. 选择粗细适宜的导尿管;插、拔导尿管时,动作要轻、慢,不要用力过重,以免损伤尿道黏膜。

【常见错误】

1. 未严格执行无菌技术及消毒制度。

2. 插入、拔出导尿管时,动作过大、用力过重。

3. 对膀胱高度膨胀且极度虚弱的患者,第一次导尿时大量放尿,导致腹腔内压突然降低。

【思考题】

1. 简述女患者导尿术两次消毒的顺序。
2. 男女患者导尿管插入长度各是多少？为什么？
3. 男患者导尿时,阴茎需与腹壁呈多少度角？为什么？

第七节　注射法

一、药液抽吸术

【目的】

为各种注射准备药液。

【准备】

用物准备：治疗盘内备安瓿或密封瓶,指定溶剂或稀释剂,注射器(图 1-11),常规消毒液,无菌棉签,启瓶器和砂轮,污物筒。

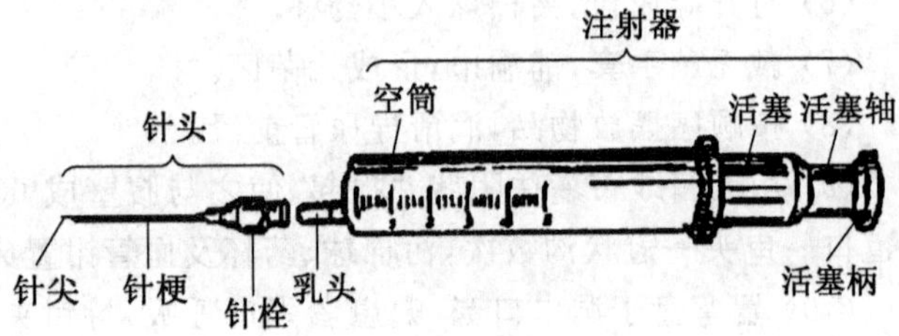

图 1-11　注射器结构

【操作步骤】

(一) 自安瓿中吸取药液

1. 洗手,戴口罩,备齐用物,仔细查对。

2. 将安瓿竖直持于手中,轻弹安瓿顶端,使药液流至体部。

3. 用消毒棉签环行消毒安瓿颈部。

4. 有易折痕迹的,可直接折断安瓿。否则,用砂轮在安瓿颈部划一锯痕,再次消毒锯痕处并拭去玻璃碎屑,折断安瓿。

5. 取下注射器针头保护套,从小安瓿中吸取药液(图 1-12)时,左手食指和中指夹紧安瓿,拇指和无名指固定针栓;从大安瓿中吸取药液(图 1-13)时,左手拇指和食指持大安瓿,其余三指固定针筒,注射器针尖斜面向下置入药液中,右手拉动注射器活塞吸取药液。

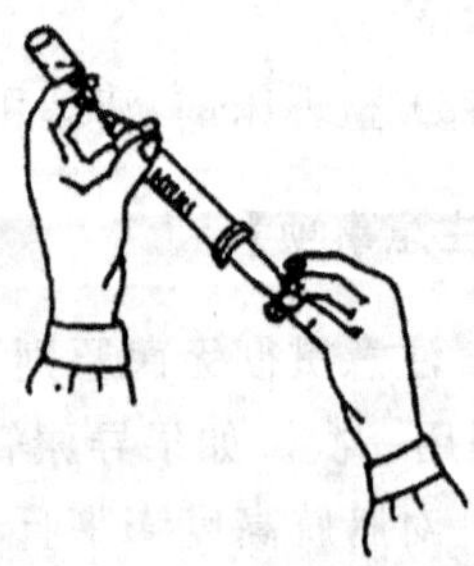
图 1-12　从小安瓿中吸取药液

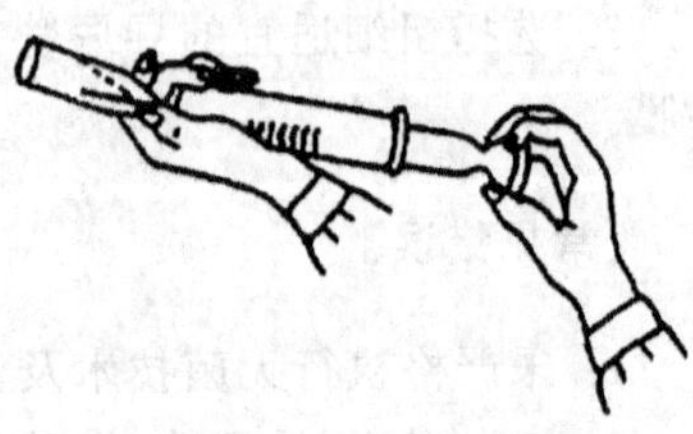
图 1-13　从大安瓿中吸取药液

6. 一手持注射器,针头向上,回拉活塞,轻弹空筒外壁,向上推动活塞，驱出空气，套好针头保护套备用。

（二）自密封瓶中吸取药液（图 1－14）

1. 洗手，戴口罩，备齐用物，仔细查对。
2. 打开密封瓶的塑料盖或金属盖的中心部位。
3. 常规消毒密封瓶的瓶塞及周围，待干。
4. 取下注射器针头保护套，抽吸与所需药液等量的空气。
5. 将空气注入密封瓶内增压，左手食指和中指夹紧密封瓶并将其倒转，拇指和无名指固定针栓，将针头置入药液中，右手拉动注射器活塞吸取药液。
6. 吸取所需药量，右手食指固定针栓，拔出针头。
7. 将注射器持于手中，针头向上，回拉活塞，轻弹空筒外壁，向上推动活塞，排尽空气，套好针头保护套备用，再次核对。

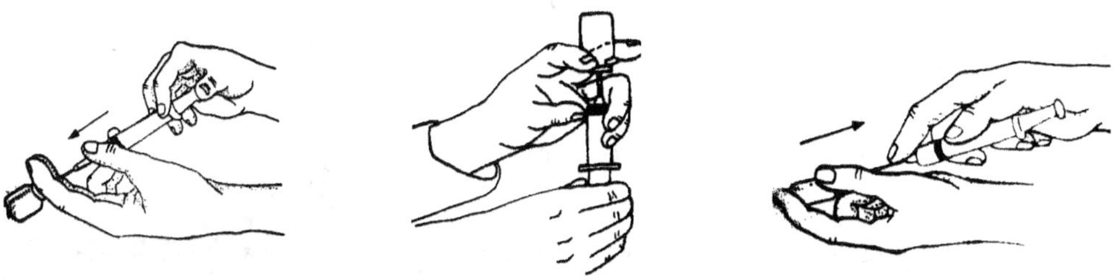
(1)　(2)　(3)

图 1－14　从密封瓶取药

【注意事项】

1. 应严格遵守无菌原则进行操作。
2. 对结晶或粉剂药物，需按要求先用无菌生理盐水或注射用水等充分溶解。
3. 混悬剂要摇匀后吸取。
4. 吸取油剂和混悬剂时，要选用较粗针头。
5. 选择合适的注射器和针头。注射器应完整无破损、不漏气，针头要锐利、无钩、不弯曲，型号合适。一次性注射器应在有效期内方能使用。
6. 注射的药液应临时抽取，药液现配现用，防止药物效价降低或污染。

【常见错误】

1. 打开安瓿前未消毒。
2. 注射器和针头不合适。

【思考题】

1. 自密封瓶内吸取药液时为什么要先向内注入与所需药量相等的空气？
2. 吸取药液时，手不可以触及所用物品中的哪些部分？

二、皮内注射法

【目的】

通过将小量药物注射至表皮与真皮之间，用于药物过敏试验、预防接种、局部麻醉的起始步骤。

【准备】

用物准备：治疗盘内备 1ml 注射器，4～5 号针头，按医嘱备药液。

【操作步骤】

1. 洗手，戴口罩，备齐用物携至床旁，询问有无过敏史，核对并解释。
2. 患者取舒适体位，暴露所选部位，以 70%酒精消毒局部皮肤。
3. 再次核对，排尽空气。
4. 左手绷紧皮肤，右手持注射器，针头斜面向上与皮肤呈 5°角刺入皮内（图 1－15）。
5. 针尖全部进入皮内后，放平注射器，左手拇指固定针栓，右手推注药液约 0.1ml。
6. 局部出现皮丘，皮肤变白、毛孔变大时，拔出针头。
7. 再次核对，嘱患者勿按揉局部。
8. 协助患者恢复舒适体位。
9. 整理用物。
10. 如做过敏试验，则 20min 后观察结果，并记录。

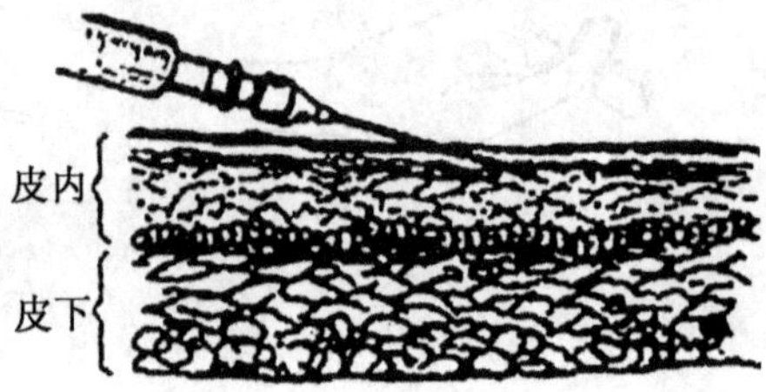

图 1－15　皮内注射

【注意事项】

1. 注意执行查对制度和无菌原则。
2. 详细询问用药史和过敏史，若对需要注射的药物有过敏史，则不能做皮试。
3. 忌用碘类消毒液以免影响结果观察。
4. 掌握合适的进针角度，避免刺入过深。
5. 如对结果有怀疑，应在对侧前臂内侧注入等量的生理盐水做对照试验。

【常见错误】

进针过深导致针尖进入皮下。

【思考题】

1. 皮内注射常用部位有哪些？
2. 皮内注射注入药量准确后局部有何反应？

三、肌内注射法

【目的】

将药液注入肌肉组织内，用于药物或因病情不宜采用口服给药者，要求药物在短时间内发生疗效而不适于或不必要采用静脉注射者，药物刺激性较强或药量较大不适于皮下注射者。

【准备】

1. 用物准备：治疗盘内备 2ml 或 5ml 注射器，皮肤消毒剂，医嘱用药液。

2. 注射部位：常选择肌肉较厚、离大神经及大血管较远的部位，以臀大肌最常用（图 1－16），其次为臀中肌、臀小肌、上臂三角肌等。

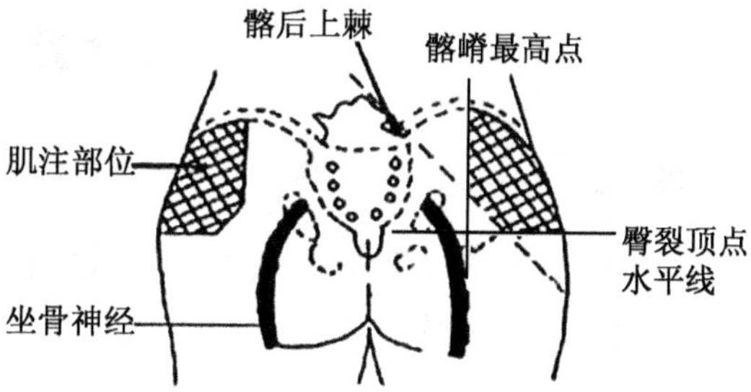

图 1－16　臀大肌注射部位（十字法）

【操作步骤】

以臀大肌注射为例：

1. 洗手，戴口罩，核对，备好药液。
2. 备齐用物并携至床旁，核对并解释。
3. 患者取舒适体位，暴露肌注部位，常规消毒局部皮肤。
4. 吸取药液，排尽空气，取一无菌干棉签。
5. 左手绷紧注射部位皮肤，右手执笔式持注射器，中指或无名指固定针栓，腕部用力迅速垂直刺入，深度约为针梗的 2/3。
6. 固定针头，抽吸无回血后匀速缓慢推药。
7. 用无菌干棉签按压针眼，迅速拔针，再按压片刻。
8. 协助患者恢复舒适体位，清理用物。

【注意事项】

1. 详细询问用药史和过敏史，注意严格执行查对制度和无菌原则。
2. 需长期肌内注射的患者，要有计划地更换注射部位。
3. 进针后注射前应抽吸，如见到回血，应拔出针头，更换部位，重新注射。
4. 如发生断针，应立即捏紧局部肌肉，以防针头移位，用血管钳取出断针。
5. 根据患者的体态选择合适型号的针头和采取适当的进针深度。

【常见错误】

1. 未严格按照无菌原则操作。
2. 进针过深或过浅。
3. 未进行严格查对。

【思考题】

1. 常用的肌内注射部位有哪些？各部位如何定位？

2. 肌内注射时如果发生断针应如何处理？

第八节 灌肠法

一、大量不保留灌肠

【目的】

清洁肠道，为某些手术、检查或分娩做准备；解除便秘；稀释并清除肠道内的有害物质，减轻中毒症状；降低体温。

【准备】

1. 用物准备：治疗盘内备灌肠筒 1 套，灌肠溶液（为 0.1%～0.2%肥皂水、生理盐水，一般液体量为：成人 500～1000ml，小儿 200～500ml。温度以 39～41℃为宜，降温时用 28～32℃，中暑患者用 4℃生理盐水）、肛管、弯盘、润滑剂、棉签、一次性手套、橡胶单、一次性垫巾、止血钳、便盆、屏风、水温计等。

2. 患者准备：消除患者思想顾虑，缓解紧张、焦虑情绪。

【操作步骤】

1. 备齐用物，携至床边，核对，向患者解释。嘱其排尿，用屏风遮挡。

2. 患者取左侧卧位，双膝屈曲，露出臀部，垫治疗巾及橡胶单于臀下，弯盘放于臀边。

3. 将灌肠筒挂于输液架上，液面距肛门 40～60cm，润滑肛管，连接玻璃接管，并排气，夹紧肛管。

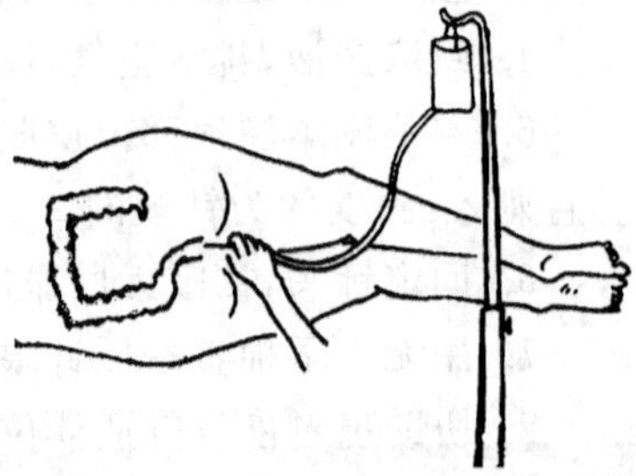

图 1-17 插入肛管

4. 用止血钳夹住肛管前端，将肛管轻轻插入直肠（成人 7～10cm，小儿 4～7cm）（图 1-17），固定，松开夹子，使溶液缓慢灌入。

5. 观察液体灌入情况，如灌入受阻，可稍移动肛管；有便意时，适当放低灌肠筒，并嘱患者深呼吸。

6. 液体将流完时，夹紧橡胶管，用卫生纸包住肛管拔出，放弯盘内，擦净肛门。嘱患者平卧，保留 5～10min 后排便。

7. 患者排便后取出一次性垫巾。

8. 清理用物，并做好记录。

【注意事项】

1. 灌肠禁忌证包括急腹症、消化道出血、妊娠、严重心血管疾病等。

2. 灌肠过程中注意观察患者反应，若出现面色苍白、出冷汗、剧烈腹痛、脉速、心慌、气急等，立即停止灌肠并做相应处理。

3. 掌握灌肠液的温度、浓度、流速、压力和液量，如患者为伤寒，灌肠溶液不得超过500ml，压力要低（液面距肛门不超过30cm）。

4. 降温灌肠应保留30min后排出，排便后30min测体温，并记录。

5. 肝性脑病患者禁用肥皂水灌肠；充血性心力衰竭患者或水钠潴留患者禁用生理盐水灌肠。

6. 操作时应尊重患者，尽量少暴露患者肢体，并防止受凉。

【常见错误】

1. 溶液灌入过快，引起患者不适。

2. 灌肠筒挂得过高或过低。

二、保留灌肠法

【目的】

镇静、催眠及治疗肠道感染。

【准备】

1. 用物准备：治疗盘内备注洗器、量杯或药杯内盛指定溶液（一般镇静催眠用10%水合氯醛；肠道抗感染用2%小檗碱、0.5%～1%新霉素或其他抗生素等。灌肠液不超过200ml，温度39～41℃）、肛管、弯盘、润滑剂、棉签、一次性手套、橡胶单、一次性垫巾、止血钳、便盆、屏风等。

2. 患者准备：消除患者思想顾虑，缓解紧张情绪。

【操作步骤】

1. 备齐用物，携至患者床边，核对、解释。嘱患者先排便、排尿。

2. 取适当卧位，双膝屈曲，裤子脱至膝部，臀部抬高10cm，垫橡胶单和垫巾于臀下。

3. 嘱患者做深慢呼吸，轻轻插入肛管15～20cm，液面距肛门不超过30cm，缓慢灌入药液。

4. 拔出肛管后嘱患者至少保留药液1h以上。

5. 清理用物，观察患者反应和疗效，做好记录。

【注意事项】

1. 不宜做保留灌肠的患者包括：肛门、直肠、结肠等手术后患者以及大便失禁者。

2. 灌肠前先嘱患者先排便。

3. 选择较细的肛管，液量要少，插入要深，使灌入药液能充分吸收。

4. 肠道病患者在晚间睡眠前灌入为宜。

【思考题】

灌肠的适应证和禁忌证有哪些？

（蒋建平　卢舜飞）

第二章　内科适宜技能

第一节　隔离技术

穿、脱隔离衣法

【目的】

保护工作人员和患者；避免相互交叉感染；避免无菌物品或无菌区域被污染。

【准备】

用物准备：口罩、帽子、隔离衣。

【操作步骤】

1. 穿隔离衣(图 2-1)：

(1) 戴好口罩及帽子，取下手表，卷袖过肘(冬季卷过前臂中部即可)。

(2) 手持衣领取下隔离衣，清洁面朝自己；将衣领两端向外折齐，对齐肩缝，露出袖子内口。

(3) 右手持衣领，左手伸入袖内；右手将衣领向上拉，使左手套入后露出。

(4) 换左手持衣领，右手伸入袖内；举双手将袖抖上，注意勿触及面部。

(5) 两手持衣领，由领子中央顺着边缘向后将领扣扣好，再扎好袖口(此时手已污染)，松腰带活结。

(6) 将隔离衣一边约在腰下 5cm 处渐向前拉，直到见边缘，捏住；同法捏住另一侧边缘，注意手勿触及衣内面。然后双手在背后将边缘对齐，向一侧折叠，一手按住折叠处，另一手将腰带拉至背后压住折叠处，将腰带在背后交叉，回到前面系好。

这些步骤可用以下口诀概括："右提衣领穿左手，再伸右臂齐上抖；系好领扣扎袖口，折襟系腰半屈肘。"

2. 脱隔离衣(图 2-2)：

(1) 解开腰带，在前面打一活结。

(2) 解开两袖口，在肘部将部分袖子套塞入袖内，便于消毒双手。

(3) 消毒清洗双手后，解开领扣，右手伸入左手腕部套袖内，拉下袖子过手；用遮盖着的左手握住右手隔离衣袖子的外面，将右侧袖子拉下，双手转换渐从袖管中退出。

(4) 用左手自衣内握住双肩肩缝撤右手，再用右手握住衣领外面反折，脱出左手。

(5) 左手握住领子，右手将隔离衣两边对齐(若挂在半污染区，隔离衣的清洁面向外，若挂

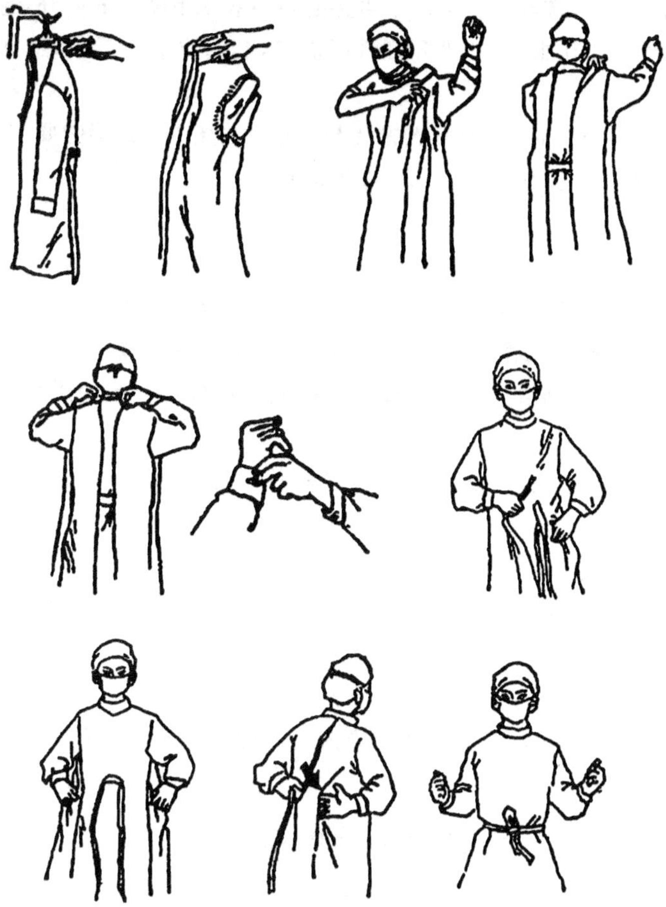

图 2-1 穿隔离衣的步骤

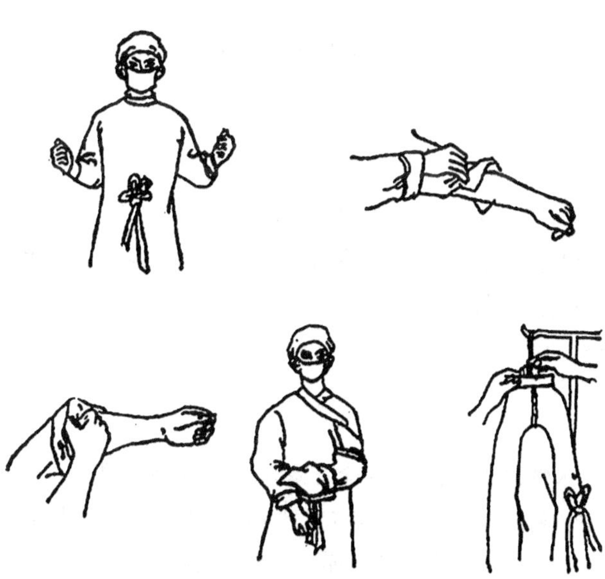

图 2-2 脱隔离衣步骤

在污染区,则污染面朝外),挂在衣钩上。不再穿的隔离衣脱下清洁面向外,卷好投入污染袋中。

上述步骤可用以下口诀概括:“松开腰带解袖口,套塞双袖消毒手,解开领扣退双袖,对肩折领挂衣钩。”

清洁隔离衣只使用一次时,穿隔离衣方法与一般方法相同,无特殊要求。脱隔离衣时应使清洁面朝外,衣领及衣边卷至中央,弃衣后消毒双手。

【注意事项】

1. 保持隔离衣里面及领部清洁,系领带(或领扣)时勿使衣袖及袖带触及面部、衣领及工作帽等。隔离衣须全部覆盖工作衣,有破洞或潮湿时,应立即更换。

2. 穿隔离衣时避免接触清洁物;穿隔离衣后,只限在规定区域内进行工作,不允许进入清洁区及走廊。

3. 隔离衣应每天更换一次。接触不同病种患者时应更换隔离衣。

【常见错误】

隔离衣的清洁面和污染面搞混淆。

【思考题】

清洁隔离衣只使用一次时,穿脱隔离衣方法与一般方法相比,有无特殊要求?

第二节　穿刺技术

一、腹腔穿刺术

【目的】

1. 明确腹腔积液的性质,找出病原,协助诊断。

2. 适量抽出腹水,以减轻患者腹腔内的压力,缓解腹胀、胸闷、气急、呼吸困难等症状,减少静脉回流阻力,改善血液循环。

3. 向腹膜腔内注入药物。

【准备】

1. 详细询问病史、体格检查和超声波检查确定腹腔内有无积液。

2. 术前先做好皮试(利多卡因局麻不需要皮试),向患者解释取得患者合作,测血压、脉搏、腹围,并嘱患者将尿排空。术者工作衣、帽、口罩穿戴整齐。

3. 器械与药物:无菌腹腔穿刺包、手套、多头腹带、火棉胶、橡皮围裙(或油布)、盛水容器、送检器皿、皮尺、胶布、1%～2%普鲁卡因(或2%利多卡因)等。

【操作步骤】

穿刺前先向患者说明穿刺目的，让患者排空膀胱，以免损伤膀胱。

1. 体位：根据病情和需要可取坐位、半卧位、平卧位，并尽量使患者舒服，以便能够耐受较长的操作时间。对疑为腹腔内出血或腹水量少者行实验性穿刺，取侧卧位为宜。

2. 穿刺部位：

(1) 脐与耻骨联合上缘间连线的中点上方 1cm、偏左或右 1～2cm，此处无重要器官，穿刺较安全。此处无重要脏器且容易愈合。

(2) 脐与左髂前上棘连线的中 1/3 与外 1/3 交界处（即麦氏点对面）（图 2－3），此处可避免损伤腹壁下动脉，肠管较游离不易损伤。放腹水时通常选用左侧穿刺点，此处不易损伤腹壁动脉。

(3) 脐水平与腋前线或腋中线交叉处用于诊断性穿刺。

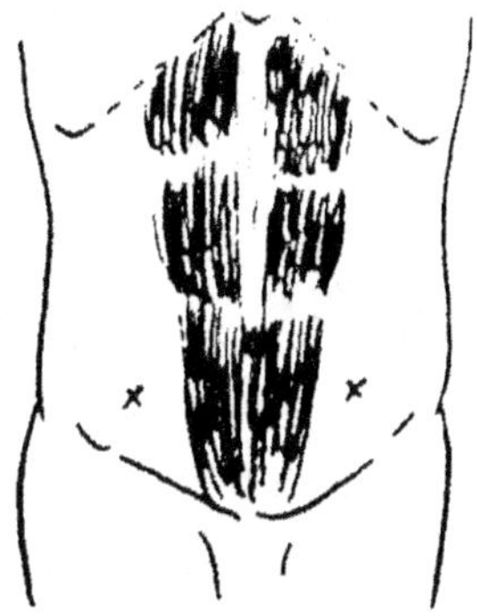

图 2－3　穿刺部位

3. 步骤：

(1) 穿刺部位常规消毒，术者带无菌手套，铺洞巾，用 1%～2% 普鲁卡因逐层麻醉至腹膜壁层，当针尖有落空感并回抽有腹水时拔出针头。

(2) 检查腹腔穿刺针是否通畅，连接乳胶管，以血管钳夹紧，从穿刺点进针，有落空感时即达腹腔（一般仅 1.5～2.0cm），放开血管钳腹水即可流出。若系诊断性穿刺，抽出少量腹水作检查之用即可拔出；若为治疗放液，一般最多不超过 5000ml，放液速度不可过快。

(3) 放液完毕，拔出针头，穿刺点用碘伏消毒后覆盖无菌纱布，测腹围，若穿刺孔有腹液渗出，可涂火棉胶封闭创口，然后用多头腹带包扎。

4. 术后处理：患者仰卧休息，复查血压、脉搏、测定腹水量。

【注意事项】

1. 对诊断性穿刺及腹膜腔内药物注射，选好穿刺点后，穿刺针垂直刺入即可。腹水量多者，穿刺针应自穿刺点附近斜行刺入皮下，后将穿刺针在穿刺点处与腹壁呈垂直方向刺入腹腔（图 2－4），以防止腹水自穿刺点漏出。

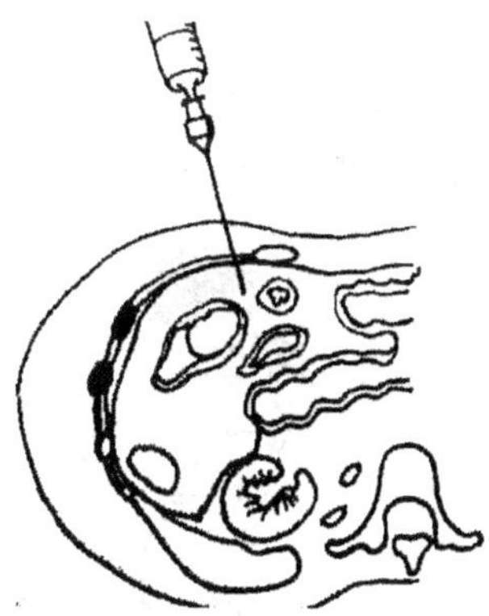

图 2－4　穿刺方向

2. 进针速度不宜过快，以免刺破漂浮在腹水中的乙状结肠、空肠和回肠，术前嘱患者排尿，以防损伤膀胱。进针深度视患者具体情况而定。

3. 放腹水速度不宜过快，量不宜过大。初次放腹水者，一般不要超过 5000ml（但有腹水浓缩回输设备者不限此量），并在 2h 以上的时间内缓慢放出。放液过程中逐渐收紧腹部的多头腹带，以防腹压骤减。过多放液可诱发肝性脑病和电解质紊乱。

4. 放腹水时若流出不畅，可将穿刺针稍作移动或稍变换体位。

5. 有肝性脑病前驱症状者，疑有粘连性结核性腹膜炎、卵巢肿瘤、包虫病等禁忌腹腔穿刺术。

6. 术后卧床休息 24h，以免引起穿刺伤口腹水外渗。

【常见错误】

1. 进针定位不准确。
2. 进针速度过快。
3. 放腹水速度过快,量过大。

【思考题】

1. 腹腔穿刺术的常见穿刺部位有哪些?
2. 腹腔穿刺术抽取的腹水的量有什么要求?

二、胸腔穿刺术

【目的】

1. 诊断:可用于检查胸腔积液的性质。
2. 缓解症状:可减轻压迫症状。
3. 给药:可通过穿刺给药,例如癌性、结核性胸水。

【准备】

1. 术前患者应进行胸部X线和超声波检查,确定胸腔内有无积液或积气,了解液体或气体所在部位及量的多少,并标上穿刺记号。

2. 器械与药物:无菌胸腔穿刺包(内装有穿刺针、注射器及针头、血管钳、洞巾、玻璃接头及橡皮管、试管、清洁盘及纱布等),消毒手套,抗凝剂,量筒,容器,1%~2%普鲁卡因等。

3. 术前先做好皮试(利多卡因局麻不需要皮试);向患者解释以取得患者合作;术者工作衣、帽、口罩穿戴整齐。

【操作步骤】

1. 患者体位:患者多取坐位(图 2-5),面向椅背,两手交叉抱臂,置于椅背,头枕臂上,使肋间隙增宽;不能坐起者,可采取半卧位,举起患侧上臂(图 2-6)。

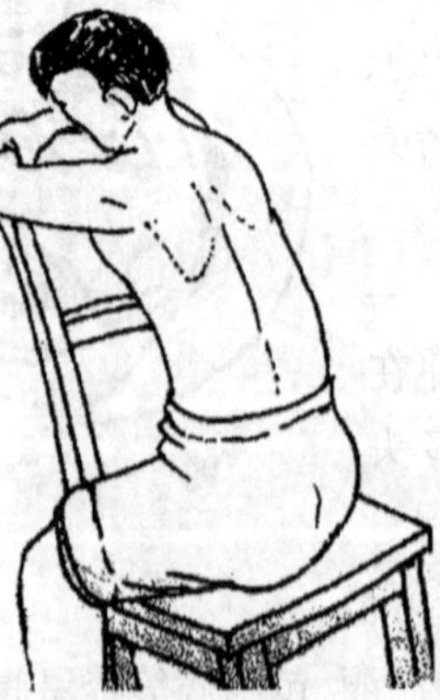

图 2-5 胸穿体位 1

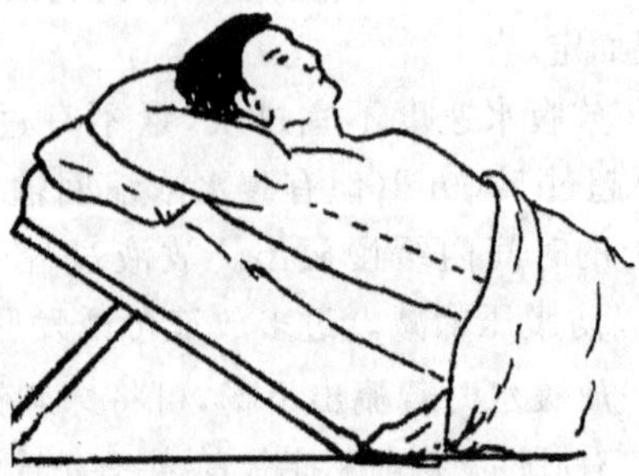

图 2-6 胸穿体位 2

2. 穿刺部位：选择叩诊实音、呼吸音消失的部位作为穿刺点，一般常选腋后线与肩胛下角线之间第7～9肋间；或采用超声波检查所定之点。穿刺点可用蘸龙胆紫在皮肤上做标记或用指甲。

3. 穿刺点局部常规消毒，半径不小于8cm。术者戴消毒手套，铺洞巾，用1%～2%普鲁卡因逐层麻醉至胸膜。注意要回抽，若无回血才可注入麻醉剂。

4. 检查穿刺针是否通畅，与穿刺针连接的乳胶管先用血管钳夹住，准备穿刺。

5. 术者左手固定穿刺点皮肤，右手持穿刺，针沿肋骨上缘缓慢刺入至阻力突然消失，将注射器接上，松开血管钳，抽吸胸液，助手协助用血管钳固定穿刺针，并配合松开或夹紧乳胶管。

6. 需向胸腔内注药时，在抽液后将稀释好的药液通过乳胶管注入。

7. 穿刺完毕，拔出穿刺针，盖以无菌棉球及纱布，用胶布固定。

8. 抽出的胸液，根据病情需要分别送检。

9. 操作后处理：护理患者休息；收拾物品；术后巡视患者，观察呼吸、脉搏情况，注意穿刺点有无渗血或液体渗出。

【注意事项】

1. 抽吸液体时不可过快、过多，第一次抽吸液量不超过600ml，以后每次一般不超过1000ml。

2. 局部麻醉应充分，固定好穿刺针，避免刺破肺组织。夹紧乳胶管避免气体进入胸腔。

3. 穿刺针应沿肋骨上缘垂直进针，不可斜向上方，以免损伤肋骨下缘处的神经和血管。

4. 穿刺中患者应避免咳嗽及转动，必要时可事先服用可待因。术中如发生连续咳嗽或出现头晕、胸闷、面色苍白、出汗，甚至昏厥等胸膜反应，应立即停止抽液，拔出穿刺针，让患者平卧，必要时皮下注射1∶1000肾上腺素0.3～0.5ml。

5. 抽液后患者应卧床休息，必要时复查胸透，观察有无气胸并发症。

6. 病情危重，有严重出血倾向，大咯血，穿刺部位有炎症病灶，对麻醉药过敏等患者禁忌施行胸腔穿刺术。

【常见错误】

1. 进针定位不准确。

2. 操作过程中使气体进入胸腔。

3. 抽取胸水量过大。

【思考题】

1. 胸腔穿刺术的穿刺部位在哪里？是上一肋骨的下缘还是下一肋骨的上缘？

2. 胸腔穿刺术抽取的量有什么要求？

3. 出现胸膜反应如何处理？

三、骨髓穿刺术

【目的】

采取骨髓液，用以检查骨髓细胞学、原虫和细菌学等几个方面。

【准备】

1. 向患者介绍检查的意义及注意事项。

2. 取周围血涂片。

3. 器械及药品，无菌骨髓穿刺包及手套，推片、玻片、培养基、1%～2%普鲁卡因。

【操作步骤】

依据患者个体情况，穿刺点可选在髂后上棘、髂前上棘、胸骨柄、脊椎棘突和胫骨前侧，以前三者多用。

1. 髂后上棘穿刺术：

(1) 患者体位取侧卧位，双腿屈向胸前，使腰骶部向后突出，易于触到髂后上棘。

(2) 局部皮肤常规消毒，铺无菌洞巾，用1%～2%普鲁卡因局部浸润麻醉达骨膜。

(3) 左手固定局部皮肤，右手持穿刺针，在选择穿刺点与背部垂直方向刺入抵达骨膜后，左右旋转式钻入，通过骨皮质，达骨髓腔时突感空松，再进针1cm，针头即可固定不动。

(4) 取出针芯，接10ml干燥注射器，缓缓用力抽吸，当血液一出现于针管时立即停止抽吸，此时抽得的骨髓量约为0.2ml，过多则混进血稀释；若行骨髓培养，则需抽取5～10ml。

(5) 拔下注射器，迅速将骨髓液注至玻片上，供推片制标本。局部碘酊消毒，并盖纱布，压迫1～2min，以胶布固定。

2. 髂前上棘穿刺术：患者取仰卧或测卧位，取髂前上嵴向后约2～3cm髂缘最宽处或在其旁侧为穿刺点，其余步骤同上。

3. 胸骨柄穿刺术：患者仰卧，头尽量后仰并转向一侧，肩背部垫高，充分暴露胸骨上切迹，选择胸骨柄为穿刺点，右手持穿刺针，与皮肤成30°角，由胸骨柄上缘进针，刺入皮肤，进入骨髓腔约1cm。其余步骤同上。

术后处理：

1. 术后应压迫止血，对有出血倾向者，防止骨膜下血肿形成或流血不止。

2. 术后3日内，穿刺部位勿用水洗，防止感染。

【注意事项】

1. 穿刺针进入骨质后避免摆动过大，以免折断。

2. 胸骨柄穿刺不可垂直进针，不可用力过猛，以防穿透内侧骨板。

3. 抽吸骨髓液时，逐渐加大负压。做细胞形态学检查时，抽吸量不宜过多，否则使骨髓液稀释，但也不宜过少。

4. 骨髓液抽取后应立即涂片。

5. 多次干抽时应进行骨髓活检。

6. 血友病及弥漫性血管内凝血，如无特殊需要，禁忌做骨髓穿刺检查。

【常见错误】

1. 进针定位不准确。

2. 抽取骨髓量过大，造成稀释。

【思考题】

1. 骨髓穿刺术的穿刺部位在哪些？
2. 骨髓穿刺术抽取的量有什么要求？

第三节　心电采集技术

一、心电图机操作

【目的】

描记一份合格的心电图片。

【准备】

1. 向检查者做好解释工作。
2. 物品准备：心电图机、心电图纸、导电液或生理盐水、持物钳、清洁棉球或纱布块等。
3. 确认电源线、导联线、地线与心电图机的连接。
4. 辨认心电图机上各键钮、开关、电压、走纸速度、调基线、手动键，并调试到功能状态。

【操作步骤】

1. 嘱受检者仰卧于检查床上，暴露胸部、腕部和踝部。
2. 在安放探查电极处涂导电液或生理盐水。
3. 正确安放探查电极，按红(或标 R 字样)、黄(L)、绿(F)、黑(RF)的标志将电极板分别连接于右上、左上、左下、右下肢体的踝腕部；再将白色杯状胸前导联电极板，按 C1、C2、C3、C4、C5、C6 分别置放于胸骨右缘第 4 肋间(C1)、胸骨左缘第 4 肋间(C2)、左锁骨中线第 5 肋间(C4)、C2 和 C4 连线中点(C3)、腋前线平 C4(C5)、腋中线平 C4(C6)。
4. 按准备键、定标电压键，做出定标电压图，按停止键；按Ⅰ导联键、开始键，出图 3～4 个心动周期按停止键；如此法完成 12 个导联出图操作。
5. 再检查心电图定标电压，如符合要求取下心电图记录纸，并在纸上标上导联名称以及患者姓名和日期。
6. 关闭电源。
7. 取下极片放置妥当，并进行整理。

【注意事项】

1. 探查电极的放置位置要准确。
2. 一般情况下，每个导联出图 3～4 个心动周期就可以了，特殊情况除外。
3. 完成心电图后及时在纸上标记上导联名称等。特别是当心电图图形过大或过小时，可以放大或缩小，一定要标记上“1/2”或“2”。

【常见错误】

1. 探查电极的放置位置不准确。
2. 完成心电图后不及时在纸上标记上导联名称等。

【思考题】

1. 各导联探查电极的放置位置在哪里？
2. 常规条件下，心电图纸一个小格(即 1mm 见方)的横坐标代表什么？纵坐标代表什么？

二、心电监护仪操作

【目的】

1. 监测患者的生命体征。
2. 为评估病情及治疗、护理提供依据。

【准备】

1. 操作者：洗手、戴口罩。
2. 患者：皮肤准备，体位舒适。
3. 环境：整洁，有电源及插座。
4. 用物：心电监护仪及模块、导联线、配套血压计袖带、SpO_2 传感器、电源转换器、电极片、75％酒精棉球、监护记录单等。

【操作步骤】

1. 核对患者，解释目的。
2. 安置舒适体位。
3. 连接监护仪电源，打开主机开关。
4. 无创血压监测：
   - 选择合适的部位，绑血压计袖带；有标志的箭头指向肱动脉搏动处；
   - 按测量键(NIBP-START)；
   - 设定测量间隔时间(TIME INTERVAL)。
5. 心电监测：
   - 暴露胸部，正确定位(必要时放置电极片处用 5％酒精清洁)，粘贴电极片；
   - 连接心电导联线；
   - 选择 P、QRS、T 波显示较清晰的导联；
   - 调节振幅。

6. 监测 SpO_2：将 SpO_2 传感器安放在患者身体的合适部位。监测指套套入患者指端，红点照指甲。尽量不要与袖带放在同一肢体上测量。

7. 其他监测：呼吸、体温等。

8. 根据患者情况，设定各报警限（ALARM），打开报警系统。

9. 调至主屏，监测异常心电图并记录。

10. 停止监护：

- 向患者解释；
- 关闭监护仪；
- 撤除导联线及电极、血压计袖带等；
- 清洁皮肤，安置患者。

11. 终末处理。

【注意事项】

1. 正确安放电极位置：

（1）三电极（综合Ⅱ导联）：

- 负极（红）：右锁骨中点下缘；
- 正极（黄）：左腋前线第 4 肋间；
- 接地电极（黑）：剑突下偏右。

（2）五电极：

- 右上（RL）：胸骨右缘锁骨中线第 1 肋间；
- 左上（LA）：胸骨左缘锁骨中线第 1 肋间；
- 右下（RL）：右锁骨中线剑突水平处；
- 左下（LL）：左锁骨中线剑突水平处；
- 胸导（C）：胸骨左缘第四肋间。

2. 定期更换电极片安放位置，防止皮肤过敏和破溃。

3. 报警系统应始终保持打开，出现报警应及时正确处理。

4. 安放监护电极时，必须留出一定范围的心前区，以不影响在除颤时放置电极板。

5. 对需要频繁测量血压的患者应定时松解袖带片刻，以减少因频繁充气对肢体血液循环造成的影响和不适感。必要时应更换测量部位。

【常见错误】

1. 没有正确安放电极位置。

2. 报警系统没有打开。

【思考题】

正确的电极安放位置在哪里？

第四节　血糖测定技术

快速血糖测定

【目的】

快速血糖浓度测定。

【准备】

物品：75%酒精、试纸、快速测血糖仪(包括自动采血笔)。

【操作步骤】

1. 打开快速测血糖仪，插上试纸。

2. 用75%酒精消毒左手无名指指腹待干，根据手指表皮的厚度用自动采血笔以足够深度刺入，自然流出足量血液，使之滴入试纸并进行测定。

【注意事项】

1. 血糖仪和试纸要匹配。

2. 血糖仪在下述情况时应校准：第一次使用时、每次使用新的一瓶试纸时、怀疑仪器或试纸出现问题时、血糖仪摔跌后。校准血糖仪时使用已知浓度的模拟血糖液。

3. 应注意将试纸条保存在干燥阴凉的地方，其最适温度大致为1～40℃，每次取出试纸条时注意不要触碰试纸条的测试区；注意其有效期。

4. 血糖仪应注意清洁和保养。在测定区内切勿有血渍、灰尘等污染物。在清洁血糖仪时，应用软布蘸清水轻轻擦拭，不要用清洁剂或酒精等有机溶剂，以免损伤光学部分(如为生物传感器型的血糖仪不存在这个问题)。

5. 其他影响因素：手指消毒后未干就进行测量，残余的酒精会对试纸氧化酶进行干扰，从而影响测定值。患者心理过度紧张会使血糖升高；患者使用某些药物会对测定结果有影响，如大量的维生素C、谷胱甘肽等，会使结果偏低；静脉滴注时使用葡萄糖会使结果偏高，这点在临床上有时会被大家忽视；大量输液会稀释血液，也会影响测定结果。对于异常结果，应联系临床综合分析，必要时重复测定。

【常见错误】

1. 取出试纸条时触碰到试纸条的测试区。

2. 手指消毒后未干就进行测量。

【思考题】

用75%的酒精消毒左手无名指指腹后可以马上采血吗？

（朱佩琼　陆玮新）

第三章　外科适宜技能

第一节　手术人员无菌准备

【目的】

按照无菌术的要求进行外科洗手、穿无菌手术衣、戴无菌手套，为手术做无菌准备。

【准备】

1. 物品准备：无菌肥皂液、毛刷、无菌小毛巾、泡手筒(内有酒精)、无菌手术衣、无菌手套。

2. 操作者修整指甲，摘除手表、手镯、戒指等，换好洗手衣、洗手裤、拖鞋，戴好口罩、帽子，将衣袖卷至肘上20cm(图3-1)。

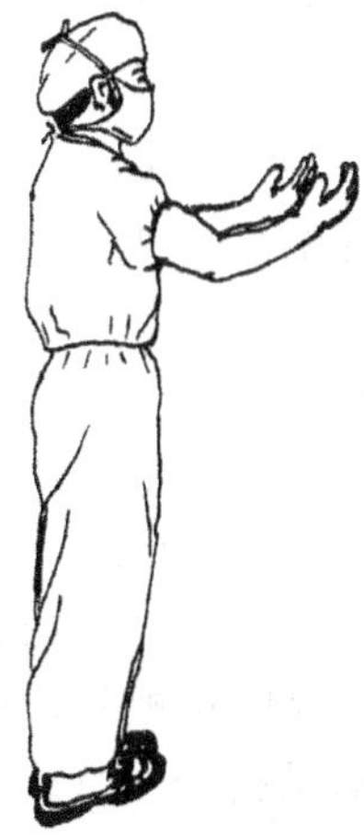

图3-1　戴口罩、帽子及穿洗手衣、洗手裤的方法

【操作步骤】

1. 肥皂洗手法：

(1) 洗手前准备：更换洗手衣、洗手裤，戴好帽子、口罩，修整指甲。

(2) 进洗手室，用普通肥皂将手、前臂、肘及上臂先洗一遍。

(3) 用无菌毛刷蘸无菌肥皂水刷洗双手和臂，从手指尖到肘上10cm处，两臂交替刷洗。刷时先着重刷指尖、指甲、甲沟、指间、掌纹等处，要系统地用力彻底洗刷，然后往上刷手掌、手背、腕、前臂、肘上等处约3～4min，用自来水冲洗。冲洗时两手向上伸高，肘部较低，使自来水自手往肘部流下。

(4) 冲洗后，换另一毛刷，用上述方法反复再洗刷两次，共刷洗三次，约10min，冲洗毕，取无菌小毛巾自手至臂擦干两手臂。

(5) 双手浸于75%酒精内5min，浸泡时要淹没肘上6cm，手指分开。

(6) 浸毕，提出双手(注意勿接触桶边)稍抬高手部，使酒精自肘部滴入桶内。随后双手置于胸前，但勿接触胸部(图3-2)。

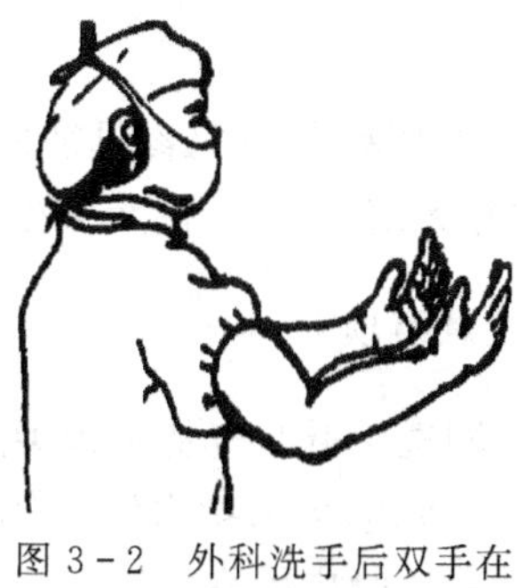

图3-2　外科洗手后双手在胸前保持的姿势

沿用多年的肥皂刷手法已逐渐被应用新型灭菌剂的刷手法所代替。后者刷洗手时间短，灭菌效果好，能保持较长时间的灭菌作用。洗手用的灭菌剂有含碘与不含碘两大类。

(1) 如用新洁尔灭代替酒精，则刷手时间可减为 5min(具体方法同肥皂刷手法)。手臂在彻底冲净肥皂和擦干后，浸入 1∶1000 新洁尔灭溶液中，用桶内的小毛巾轻轻擦洗 5min 后取出，待其自干。手臂上的肥皂必须冲净，因新洁尔灭是一种阳离子除污剂，肥皂是阴离子除污剂，带入肥皂将明显影响新洁尔灭的杀菌效果。配制的 1∶1000 新洁尔灭溶液一般在使用 40 次后，不再继续使用。

(2) 碘而康刷手法：肥皂水擦洗双手、前臂至肘上 10cm 3min，清水冲净，用无菌纱布擦干。用浸透 0.5%碘而康的纱布球涂擦手和前臂 1 遍，稍干后穿手术衣和戴手套。

(3) 灭菌王刷手法：灭菌王是不含碘的高效复合型消毒液。用清水洗双手、前臂至肘上 10cm 后，用无菌刷蘸灭菌王 3～5ml 刷手和前臂 3min。流水冲净，用无菌纱布擦干，再取灭菌王的纱布球涂擦手和前臂。皮肤干后穿手术衣和戴手套。此方法目前比较常用。

2. 穿无菌手术衣：

(1) 出洗手室，进手术室，由手术室的医护人员把手术衣包布打开。

(2) 小心拿取最上面的一件无菌手术衣，认清衣服上下、正反面，找较空旷地方，两手捏衣领，衣服反面对自己，将衣服轻轻抖开，注意勿将衣服触及未经消毒物品及他人。

(3) 将衣服向上轻轻抛起，两手顺势插入两侧袖筒内，两臂向前伸；也可先用右手拿起衣领，左手伸入袖筒内，然后换左手拿起衣领，右手伸入袖筒内。

(4) 由手术室医护人员在背后小心牵拉衣领带子，同时将两手伸出袖筒外。

(5) 弯腰将两侧的腰带晃开离开衣服，双手交叉，提起左右两侧腰部衣带往后递送，交由别人在身后系扎(图 3-3)。

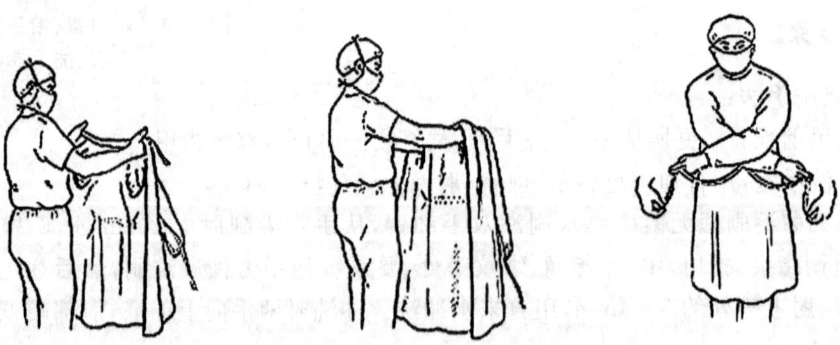

图 3-3　穿手术衣步骤

3. 戴无菌手套。(参见前面第一章一般技能，戴、脱无菌手套部分)

戴好无菌手套后，用无菌生理盐水洗去手套外之滑石粉。

【注意事项】

1. 刷洗手臂时应从手指尖到肘上 10cm，两臂交替刷洗，不可漏刷，刷手时应特别注意甲缘、甲沟、指蹼、大拇指内侧、手掌纹、前臂尺侧及皮肤皱折等处的重点刷洗。

2. 冲洗时应始终保持手朝上肘朝下的姿势，防止水从肘部以上流向前臂及手。

3. 用小毛巾擦干手臂时注意，擦至手上方向不可再向下擦手部，拿毛巾的手不要触到已擦过的一面，毛巾不能触到未洗过部位。

4. 手臂经消毒液浸泡后或涂擦后，应待其自干，不要用干无菌巾擦拭，这样可使其皮肤上形成一薄膜，增加灭菌效果。

5. 洗手消毒完毕后，要保持拱手姿势，手应远离胸部 30cm 以外。

6. 手臂皮肤经化学消毒后，仍不能认为绝对无菌，在未戴无菌手套前，不可直接碰触已灭菌的物品。

7. 穿无菌手术衣时，需在手术间找一空间稍大的地方，以免被污染。

8. 穿上无菌手术衣、戴上无菌手套后，肩部以下、腰部以上、腋前线前、双上肢为无菌区。此时，手术人员的双手不可在此无菌范围之外任意摆动，穿好手术衣以后手应举在胸前。

9. 未戴手套的手，不可接触手套外面；已戴无菌手套的手，不可接触未戴手套的手臂和非无菌物；戴好无菌手套后，用无菌盐水冲净手套外面的滑石粉以免落入伤口；术中无菌手套有破损或污染，应立即更换。

10. 如果手术完毕，手套未破，连续施行另外一台手术可不再重新刷手，但须浸泡酒精或新洁尔灭溶液 5min，或用灭菌王等涂擦手和前臂，再按要求穿无菌手术衣和戴无菌手套。

【常见错误】

1. 洗手过程中或洗手后未保持拱手姿势。
2. 穿无菌手术衣时，举手过高或向两侧伸展。
3. 戴无菌手套时未戴手套的手碰触手套的外侧面。

【思考题】

1. 手术人员经外科洗手、穿无菌手术衣、戴无菌手套后，哪些地方属有菌地带？
2. 手术人员无菌准备的主要步骤有哪些？

第二节　患者手术区域的无菌准备

【目的】

按照无菌术要求进行手术区域消毒和铺巾。

【准备】

1. 物品准备：模拟人 1 个、手术床、大单 1 块、中单 3 块、无菌巾 4 块、3％碘酊、75％酒精、0.5％碘伏、海绵钳 1 把、布巾钳 4 把、弯盘 1 个、方盘 1 个、纱布若干、棉球若干。

2. 操作者修整指甲，摘除手表、手镯、戒指等，换好洗手衣、洗手裤、拖鞋，戴好口罩、帽子，洗手，消毒液浸泡。

【操作步骤】

1. 仔细核实患者信息。

2. 麻醉成功后安置患者手术体位。

3. 患者手术区皮肤消毒。手术第一助手手臂消毒后，尚未穿手术衣、戴无菌手套之前进行。由器械护士协助。

4. 手术一助从器械护士处接过盛消毒纱布或棉球的消毒弯盘和海绵钳。

5. 碘伏消毒法，以浸透0.5%碘伏的棉球涂擦一遍，换消毒钳后再消毒两次。碘酊-酒精法用2.5%碘酊涂擦手术区皮肤，待干后再用75%酒精涂擦两遍。涂擦顺序应由手术区中心部位向四周，如为感染伤口或肛门、会阴部手术，则应由手术区域外周向感染伤口或肛门、会阴部涂擦。消毒范围原则上要包括手术切口周围15cm的区域，可能延长切口的应适当扩大消毒范围。

6. 手术一助完成手术区皮肤消毒后，应再次将双手浸泡于消毒液中3min。

7. 器械护士协助手术一助铺无菌巾单。取四块无菌巾，每块的一边双折少许，在切口每侧各盖一块，折边朝下。一般先铺操作者对面或铺相对不洁区(会阴、下腹部等)。布巾钳将交角处夹住。(以腹部手术为例)

8. 铺手术中单铺单者和器械护士分别站在手术床两侧，在切口上方和下方各铺一块中单，头侧超过麻醉架，足侧超过手术台。

9. 手术一助穿手术衣、戴无菌手套后铺大单。将孔洞对准手术切口，头端应盖过麻醉架，两侧和足部应垂下超过手术台30cm。

10. 准备手术。

【注意事项】

1. 碘酊消毒时应涂擦均匀，消毒后必须用酒精脱碘两遍，脱碘必须干净。碘过敏者可选用其他消毒剂，对面部、口腔、会阴部或婴儿皮肤不宜用碘酊消毒。

2. 铺下的无菌巾不可随意移动，如需调整，只能由手术区向外移。

3. 操作时，必须严格遵守外科无菌原则。

【常见错误】

1. 没有根据消毒部位选择合适的消毒液。

2. 消毒的范围不足。

3. 铺无菌巾的顺序不符合无菌要求。

【思考题】

1. 如何选择手术区皮肤消毒剂？

2. 如何确定手术区皮肤消毒的顺序？

3. 试述患者手术区皮肤消毒、铺巾的主要过程。

第三节　常用手术器械识别及使用

【目的】

认识外科手术常用的器械，并掌握其主要用途和使用方法。

【准备】

物品准备：手术刀柄 2 个、手术刀片 2 个、手术剪 4 把、血管钳 4 把、持针钳 2 把、手术镊 3 把、拉钩 4 个、缝针 2 个、海绵钳 2 把、布巾钳 4 把、阑尾钳 1 把、组织钳 1 把、肠钳 2 把、胃钳 1 把、探针 1 个、刮匙 1 把、吸引头 1 个、丝线 2 根、可吸收线 1 根。

【操作步骤】

识别并使用下列器械：

1. 手术刀：用以切开和解剖组织。

手术刀可分为刀片和刀柄两部分，刀片和刀柄均有不同的型号以适应不同的手术需要(图 3-4，图 3-5)。刀片宜用持针钳(或血管钳)夹持安装和卸取(图 3-6)，安装和卸取刀片用力要适宜，千万不可用暴力，以防止刀片断裂造成伤害或割伤手指。持刀时方法要正确，切开时刀刃应与组织面垂直，用力要均匀。

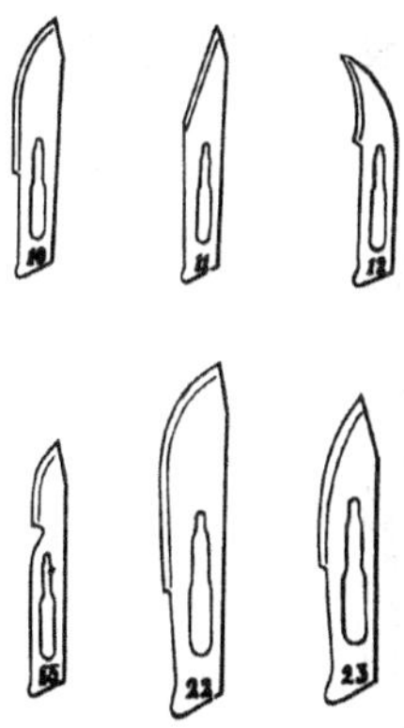

图 3-4　不同类型的手术刀片

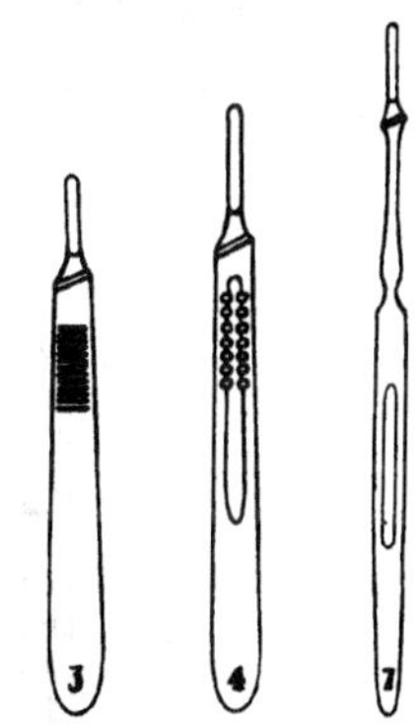

图 3-5　不同类型的手术刀柄

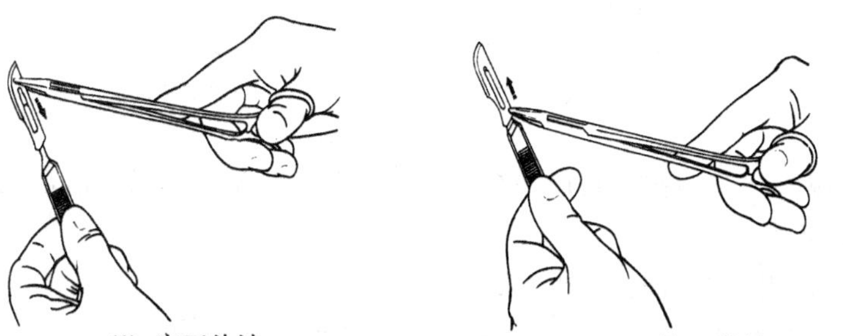

(1) 安刀片法　　(2) 取刀片法

图 3-6　安装、卸取刀片

持刀的方法有四种(图 3-7)。

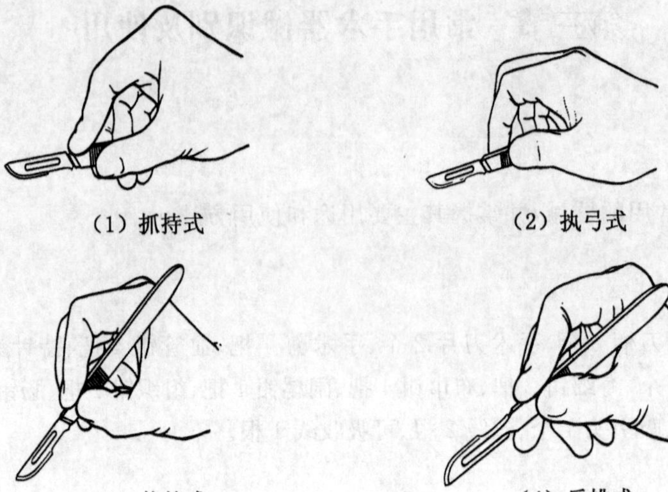

(1) 抓持式　(2) 执弓式

(3) 执笔式　(4) 反挑式

图 3-7　各种持刀法

(1) 抓持式：用拇指及中指捏刀，食指置刀背上，刀柄在掌下方，动作范围广而灵活，为最常用的一种执刀方法。适用于一般皮肤切口及用力较大的切开等。

(2) 执弓式：用拇指与其他各指捏刀，刀柄置于手掌下方，切割范围较广。适用于较长的皮肤切口、截肢等。

(3) 执笔式：用拇指、食指执刀，中指支持之，刀柄在拇指、食指指蹼上方，用力轻柔，操作细致。适用于切开腹膜，解剖血管、神经等。

(4) 反挑式：用拇指与食指捏刀，刀刃向上，刀柄在拇指、食指指蹼上方，用力向上挑开，以免损伤深部组织。适用于挑开浅表脓肿等。

2. 手术剪(图 3-8)：

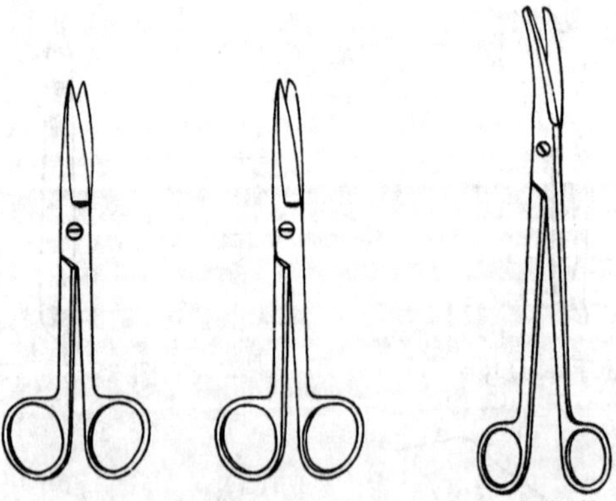

(1) 线剪　(2) 组织剪

图 3-8　手术剪

组织剪多为弯剪，锐利而精细，用来解剖、剪断或分离剪开组织。通常浅部手术操作用直剪，深部手术操作用弯剪。

线剪多为直剪，用来剪断缝线、敷料、引流物等。

线剪与组织剪的区别在于组织剪的刃锐薄，线剪的刃较钝厚。

正确的持剪方法见图 3-9。

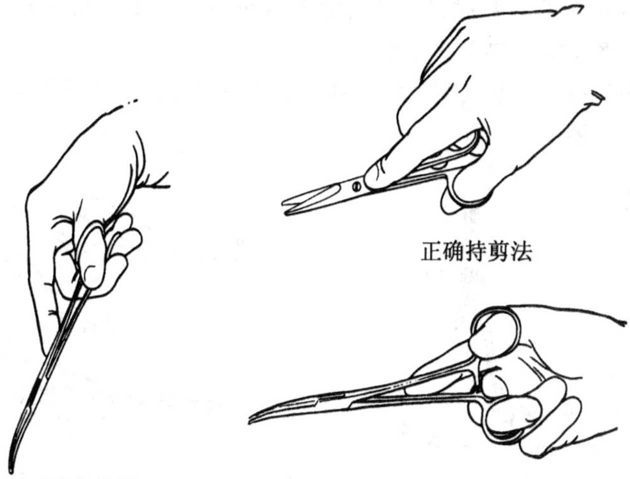

图 3－9　持血管钳、手术剪的方法

3. 血管钳：主要用以钳夹血管或出血点，也用以分离组织，牵引缝线，把持和拔出缝针等。血管钳对组织有压榨作用，不宜用其夹皮肤、脏器及脆弱的组织。

血管钳根据手术的需要分直、弯两种。每种又分半齿、全齿。直血管钳用于浅部止血，弯血管钳用于深部止血，蚊式血管钳是最小的一种，用于精细止血(图 3－10)。

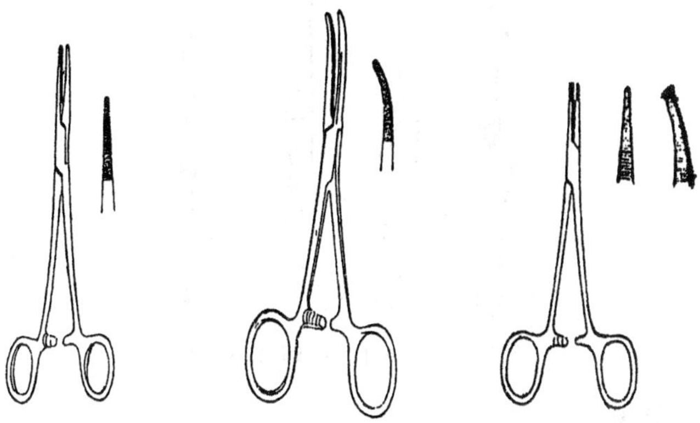

图 3－10　各种类型血管钳

持血管钳的姿势与持手术剪基本相同。

开放血管钳的方法是：利用已套入血管钳环口的拇指与无名指相对挤压，继而以旋开的动作开放血管钳。用左手开放血管钳时，须用拇指与食指持住血管钳的一个环口，中指与无名指持住另一环口，把拇指和无名指稍用力对顶一下，即可开放(图 3－11)。

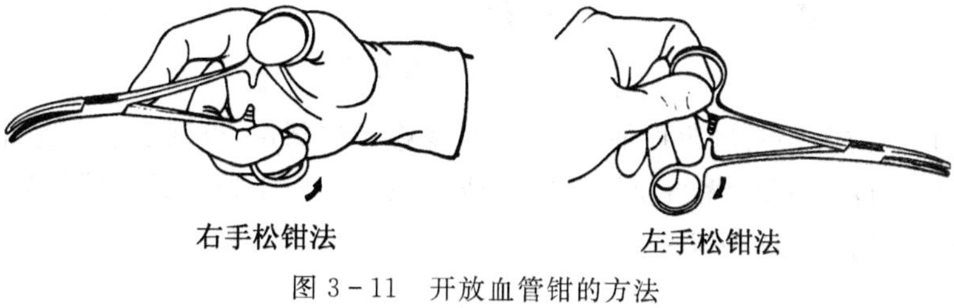

图 3－11　开放血管钳的方法

4. 持针钳：或称持针器，用以把持缝针，缝合各种组织。缝针应夹持在钳的最尖端，缝针被夹持的部位应在中部 1/3 和尾部 1/3 交界处。

持持针钳的方法与持手术剪方法大致相同，或为了方便，拇指和无名指可不必套入环口内，而把持于近端柄处（图 3－12）。

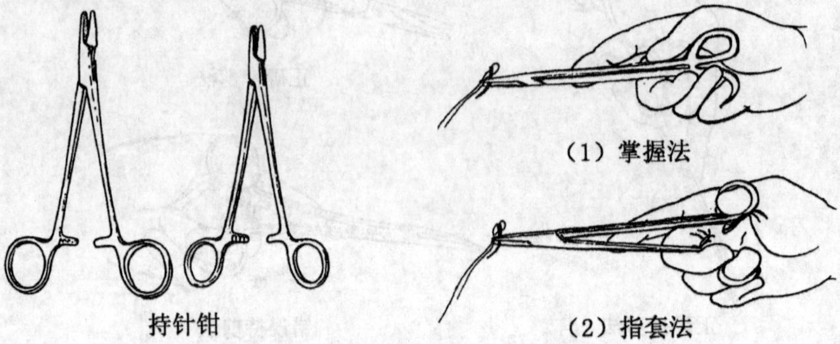

图 3－12 持针钳及持持针钳的方法

5. 手术镊：用以夹持和提起组织，以便于剥离、剪开和缝合。

手术镊分有齿和无齿两种。有齿镊用于夹持较坚韧的组织，如皮肤、筋膜等；无齿镊用于夹持脆弱的组织，如血管、神经、黏膜、内脏等（图 3－13）。

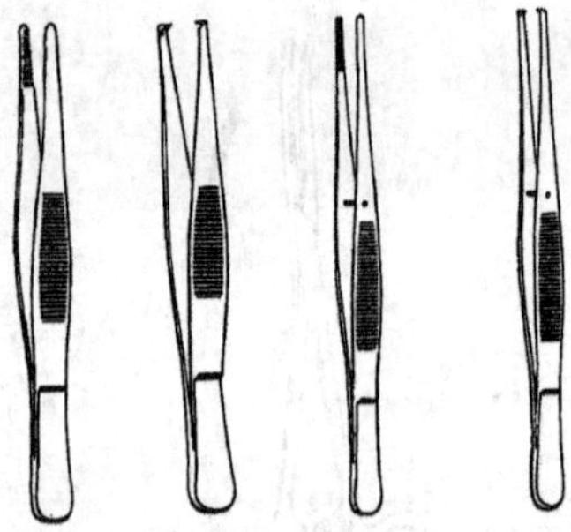

图 3－13 各种类型的常用手术镊

正确的持镊方法见图 3－14。

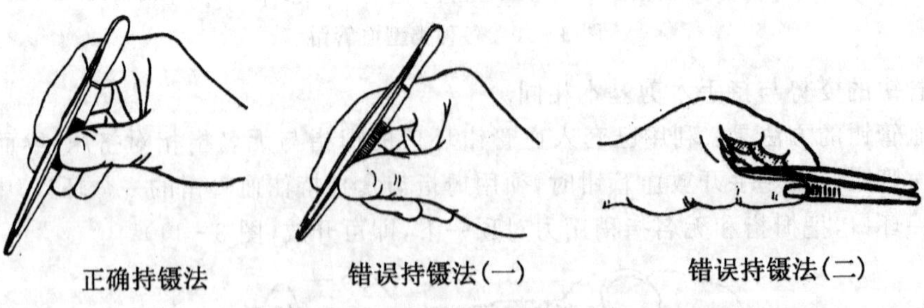

图 3－14 持手术镊的方法

6. 拉钩：用以拉开手术区表面的组织，充分暴露操作部位，以利于手术进行（图 3－15）。

有齿拉钩用以拉开皮肤；无齿拉钩用于其他组织。当用于拉开柔软脆弱组织，如肝脏、肠等组织时最好在拉钩下垫以纱布垫。

7. 缝针：用以缝合各种组织或贯穿缝合。根据其缝合组织不同，缝针有不同形状和大小；由于弯度的不同而分直针、弯针；根据头部形状不同而分圆针和三角针（图 3－16）。

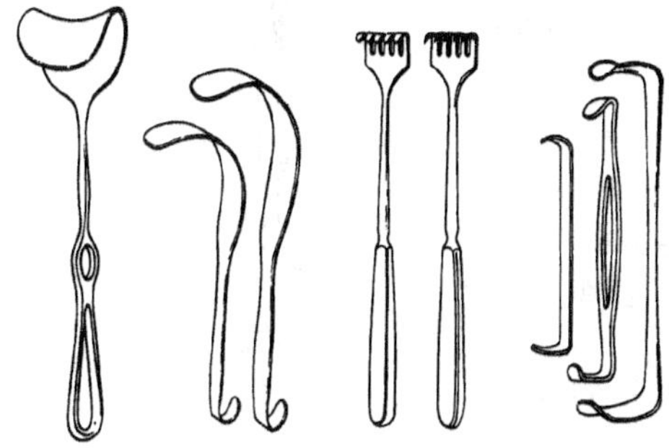

图 3－15　各种常用的拉钩

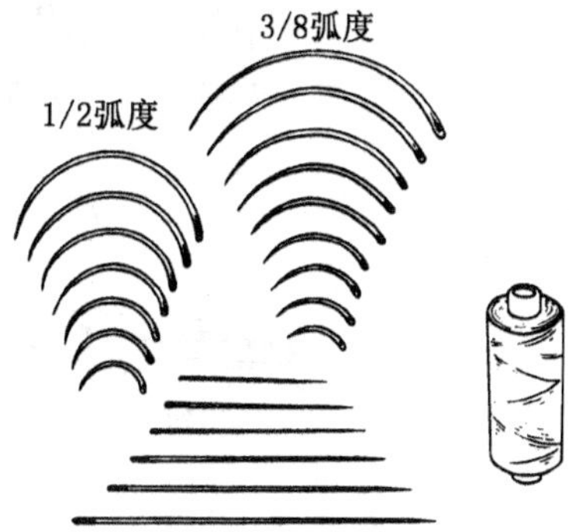

图 3－16　缝针与缝线

在手术时选用适当的缝针，原则是：坚韧的组织用较粗的三角针或圆针；柔软的组织用细圆针；表面组织用小弧度的大弯针；深部组织用大弧度的小弯针；缝合的距离愈近，弧度应愈大而针愈小。若选择不适当，效果不好，操作可能困难，针易于折断。如三角针，针尖有锐利刃缘，能穿过较紧组织，但易于切破附近血管，针通过组织后所留下的孔道较大，因此三角针适用于皮肤、骨膜、软骨、韧带、乳腺、瘢痕组织等较为坚韧的组织。

8. 缝线和缚线：用以缝合组织和结扎血管。用途虽不同，但要求是基本一致的。除切口皮肤上的缝线可以在数天内除去之外，大多数缝线和缚线需长时期或永远留在体内。

目前的手术用线，基本上可以分为可吸收线和不可吸收线两大类，每类又有不同的原料、制作方法和粗细。根据手术情况的不同，选择适当的用线。

可吸收线：最常用的为肠线，系从动物小肠黏膜下层制作而成，肠线又分为普通肠线和铬制肠线两种。前者吸收快，4～5d 即失去作用；后者吸收时间可延长至 10～20d 尚保持抗张力。肠线的粗细以数字表示，数字愈小表示愈细，一般常用肠线在 0000～2 号之间。肠线的优点是可以吸收，在组织内不遗留异物，所以不宜永久存在异物的组织和部位可选用肠线，如膀胱壁层缝合、输尿管缝合等。由于肠线是异体蛋白，所以在吸收过程中，可以引起较大的组织炎性反应，线愈粗，反应愈大，缝合处水肿愈重，可以影响愈合，甚至易于发生感染。

不可吸收线：有非金属线和金属线两种。非金属线有丝线、棉线、麻线、尼龙线。目前常用的为丝线，丝线能耐高温灭菌，比肠线抗张力强度高。常用的粗细型号为 0、1、4、7、10 号。其优点为柔韧性高，操作方便，对组织反应小，价格低，来源易；缺点是不能吸收，组织内永远残留异物，如果手术切口发生感染，由于切口内有异物（丝线），切口常形成窦道，延期愈合；若在胆道、泌尿道，可能导致结石。金属线也有多样，目前最多用者为合金制成；此外还有脑手术用的银夹、皮肤用的金属夹、动物毛发——用于整形术和精细手术缝合（图 3－16）。

9. 海绵钳：或称卵圆钳，分为有齿、无齿两种。有齿的多用于夹持纱布块作皮肤消毒或钝性分离用；无齿的用于夹持脏器（图 3－17）。

10. 布巾钳：用于固定消毒巾（图 3－17）。

11. 阑尾钳：适用于钳夹较脆弱的组织或脏器，如小肠、阑尾系膜等（图 3－17）。

12. 组织钳：对组织的压榨较血管钳轻，故一般用于夹持软组织，不易滑脱（图 3－17）。

13. 肠（吻合）钳：用于夹持肠管，齿槽薄，弹性好，对组织损伤小，使用时可外套一乳胶

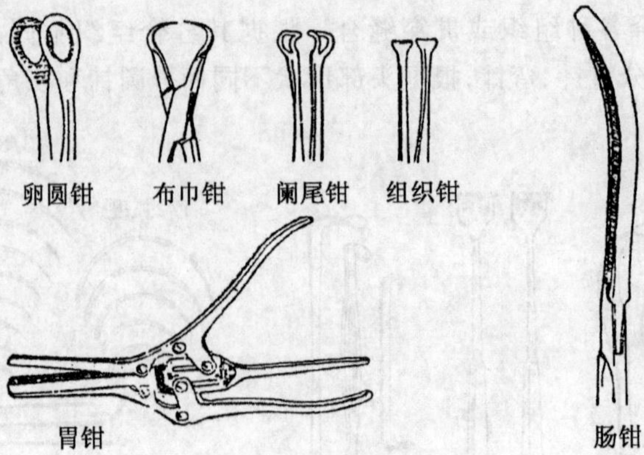

图 3－17　各种常用的钳类

管，以减少对肠壁的损伤（图 3－17）。

14. 胃钳：用于钳夹胃或结肠。轴为多关节，力量大，压榨力强（图 3－17）。

15. 探针：或称探条。用以探查窦道或瘘管，借以引导作窦道及瘘管的切除或切开（图 3－18）。

16. 刮匙：用以刮除坏死组织或肉芽组织等（图 3－19）。

17. 吸引头：用以吸除手术野的血液及胸、腹内液体等，其外套管有多个侧孔及进气孔，可避免大网膜、肠壁等被吸住，堵塞吸引头（图 3－20）。

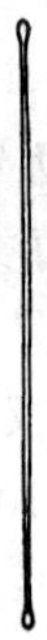
图 3－18　探针

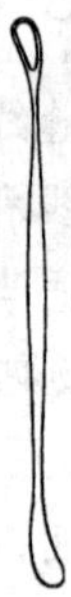
图 3－19　刮匙

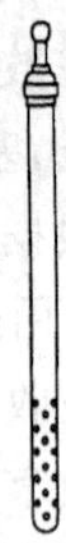
图 3－20　吸引头

【注意事项】

1. 手术刀片非常锋利，装卸刀片注意安全。

2. 有齿镊用于夹持较坚韧的组织，如皮肤、筋膜等，不宜夹持脆弱的组织，损伤较重。无齿镊主要夹持软组织、脏器和敷料等。

3. 血管钳用于止血、分离解剖组织，有时以钳代镊使用，但其对组织有压榨作用，不宜用其夹持皮肤、脏器及脆弱的组织。

4. 持针钳夹缝针一般应夹持在缝针的中部 1/3 和尾部 1/3 交界处，根据缝针的大小选用合适的持针钳。

5. 根据被缝合组织的不同选择不同的缝针，进针方法正确，力度适当，弯针进出组织的走行方向应为弧形，否则易将针弄弯或折断。

【常见错误】

1. 用血管钳持针进行缝合。

2. 持钳、持剪方法不正确(图 3-9)。
3. 持镊方法不正确(图 3-14)。

【思考题】

1. 手术刀常用的执刀方法有哪四种?
2. 如何识别血管钳和持针钳?

第四节　手术基本操作(打结、切开、缝合、止血、剪线等)

一、打　　结

【目的】

充分认识打结是外科手术操作中十分重要的技术,是最基本的操作之一,它贯穿在外科基本操作的全程。打结的质量与速度不仅与手术时间长短有关,也会影响到手术质量及患者的预后,甚至危及患者的生命安全。质量不高的结或不正确的结可能会导致结扎不稳妥,术后若线结滑脱和松开会引起出血、继发感染等。

【准备】

物品准备:丝线 2 根、手术剪 1 把、血管钳 1 把、持针钳 1 把、打结器 1 个、手套 1 副。

【操作步骤】

1. 认识结的种类(图 3-21)。

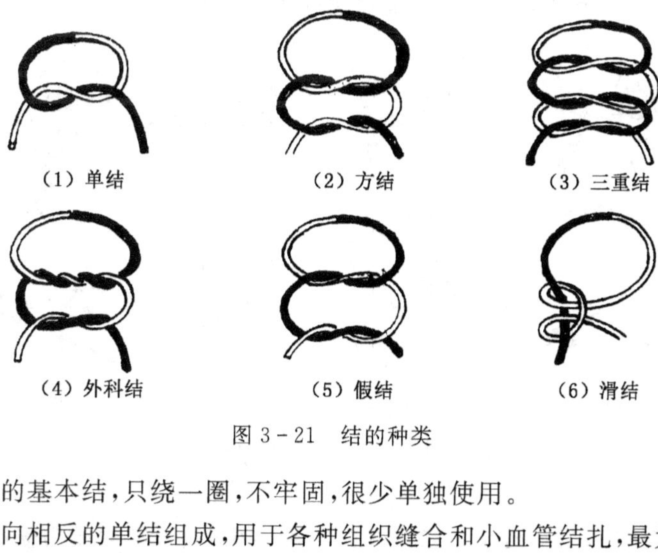

图 3-21　结的种类

单结:各种结的基本结,只绕一圈,不牢固,很少单独使用。
方结:两个方向相反的单结组成,用于各种组织缝合和小血管结扎,最为常用。
三重结:为三个方向相反的单结组成,用于结扎重要组织,如大血管、动脉。

外科结：第一道结绕两圈，因此在作第二道结时，第一道结不易松脱，比较牢固，多用于结扎大血管，不常用。

假结：又称名顺结。构成的两个单结方向完全相同，结扎后易自行滑脱和松解。手术中不宜使用。

滑结：在打方结时，双手用力不均，致使结线彼此垂直重叠无法结牢而形成滑结。手术中避免打成此类结。

2. 不同打结方法的练习。

徒手打结法：是常用的一种打结方法，简便迅速。左右手均可作结。虽然每个人打结的习惯常有不同，但基本动作是一致的(图 3-22)。

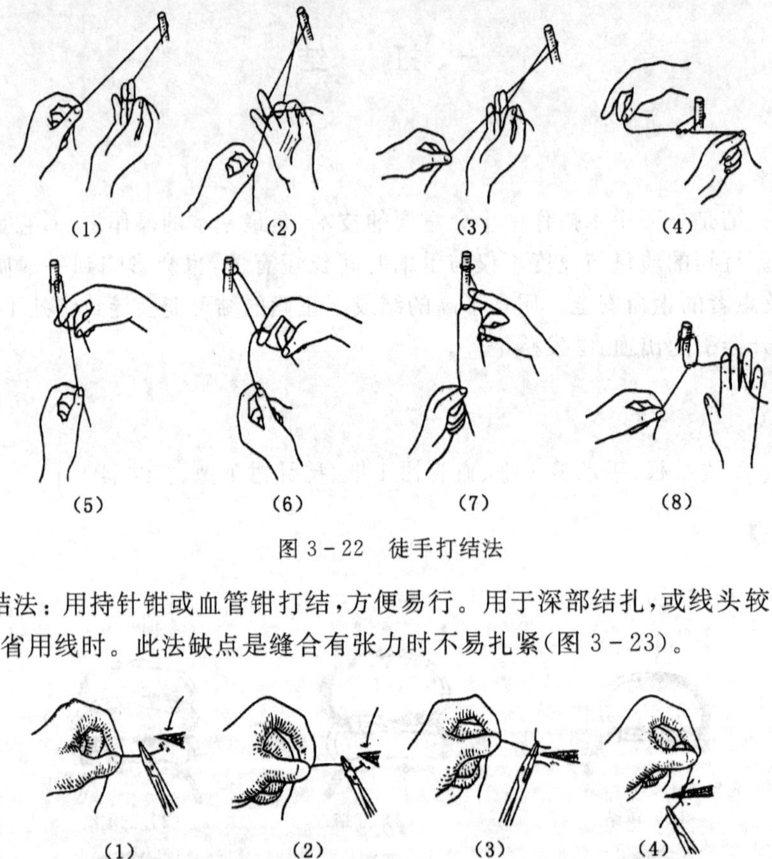

(1)　(2)　(3)　(4)

(5)　(6)　(7)　(8)

图 3-22　徒手打结法

持钳打结法：用持针钳或血管钳打结，方便易行。用于深部结扎，或线头较短用手打结有困难，或为节省用线时。此法缺点是缝合有张力时不易扎紧(图 3-23)。

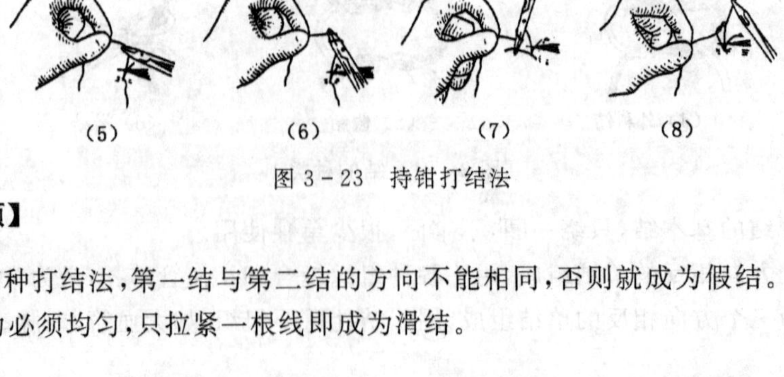

(1)　(2)　(3)　(4)

(5)　(6)　(7)　(8)

图 3-23　持钳打结法

【注意事项】

1. 无论何种打结法，第一结与第二结的方向不能相同，否则就成为假结。打任何一个单结时，两手用力必须均匀，只拉紧一根线即成为滑结。

2. 在实际打结的过程中，打结的方向可因术野及操作部位的要求而有范围较小的方向性改变，但是这种改变，应在小于90°的范围内，如果大于90°或接近180°，就会造成滑结或割断线的可能。

3. 结扎时，特别是深部结扎时，要使得结扎点、双手用力点处于同一线上(即"三点成一线")，否则结扎时容易滑脱或拉断结扎点(图3-24)。

4. 打第二结时，注意第一结不能松弛，必要时可请助手用一把止血钳压住第一结扣处，待收紧第二结扣时，再移去止血钳。

5. 打结应尽量在直视下进行，以便根据具体的结扎部位及所结扎的组织，掌握结扎的松紧度，又可以使术者或其他手术人员了解打结及结扎的确切情况。即使对某些较深部位的结扎，也应尽量暴露于直视下操作。但有时深部打结看不清，就要凭手的感觉打结，但这需要相当好的功底。

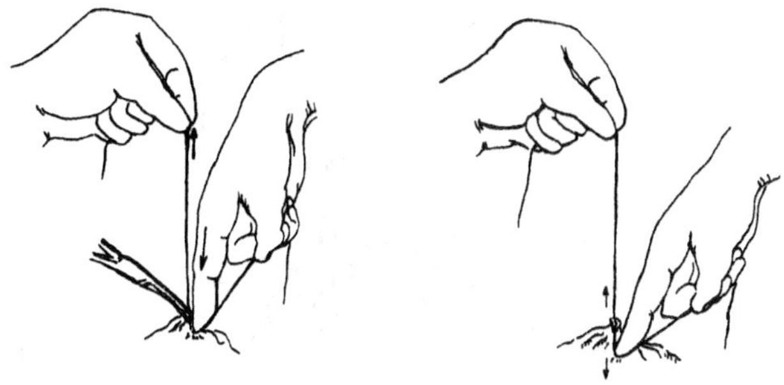

(1)　　(2)

图3-24　结扎时应"三点成一线"

二、缝合法

【目的】

缝合是将切开的组织予以对合从而促进愈合的手段，是保证良好愈合的基本条件，也是重要的外科手术基本操作技术之一。不同部位的组织器官需采用不同的方法进行缝合。

【准备】

物品准备：手术刀柄1个、手术刀片1片、手术剪1把、血管钳1把、持针钳1把、手术镊2把、拉钩1个、缝针2枚、丝线2根、弯盘1个、手套1副。

【操作步骤】

1. 熟悉基本步骤。要达到缝合的技术要求，首先必须认真做好缝合的基本步骤，无论何种缝合方法都离不开缝合的基本步骤。以皮肤的单纯间断缝合为例，缝合一般分以下几个基本步骤：

(1) 进针：缝合时左手执有齿镊，提起皮肤边缘，右手执持针钳，用腕臂力由外旋进，顺针的弧度刺入皮肤，经皮下从对侧切口皮缘穿出。

(2) 拔针：可用有齿镊夹针前端顺针的弧度外拔，同时持针器避开针孔从针后部顺势前推。

(3) 出针、夹针：当针要完全拔出时，阻力已很小，可松开持针器，单用镊子夹针继续外拔，持针器迅速转位再夹针体(后1/3弧处)，将针完全拔出，由第一助手打结，第二助手剪线，完成缝合步骤(图3-25)。

2. 各种缝合技术练习。

(1) 单纯间断缝合法：最常用。可用于皮肤、肌腱、皮下组织等组织的缝合(图3-26)。

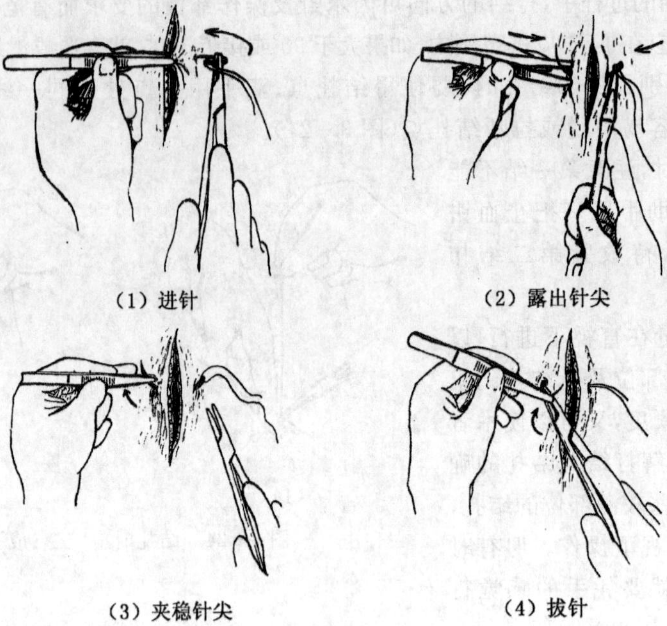

图 3-25　缝合的基本步骤(以单纯间断缝合为例)

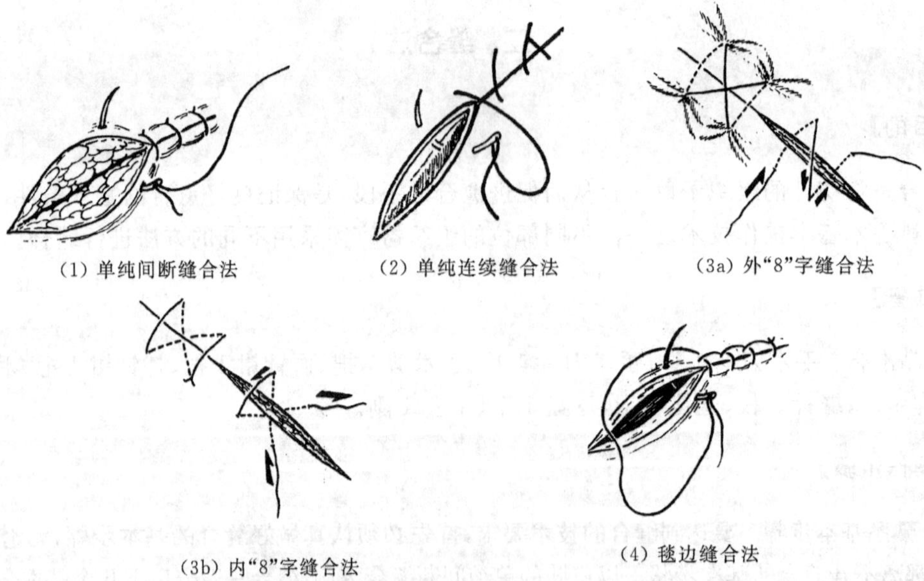

图 3-26　各种常用的单纯缝合法

(2) 单纯连续缝合法：多用于腹膜、血管、胃肠等组织的缝合(图 3-26)，可节约用线和时间。

(3) “8”字缝合法：多用于腱膜等组织的缝合，结扎较牢固，且节省时间。根据“8”字形的交叉在切口浅面或深面分为外“8”字缝合或内“8”字缝合(图 3-26)。

(4) 毯边缝合法：可用于胃肠吻合时后壁全层缝合等，并可达到止血的目的(图 3-26)。

(5) 内翻缝合法：目的是将缝合组织的边缘向内翻入，缝合外面有良好的对合。多用于胃肠道、胆道和泌尿道等组织的缝合和吻合。优点是促进愈合，减少感染。但如果内翻入组织过多，可以引起腔经狭小，所以一般内翻缝合的深度多控制在浆肌层(图 3-27)。

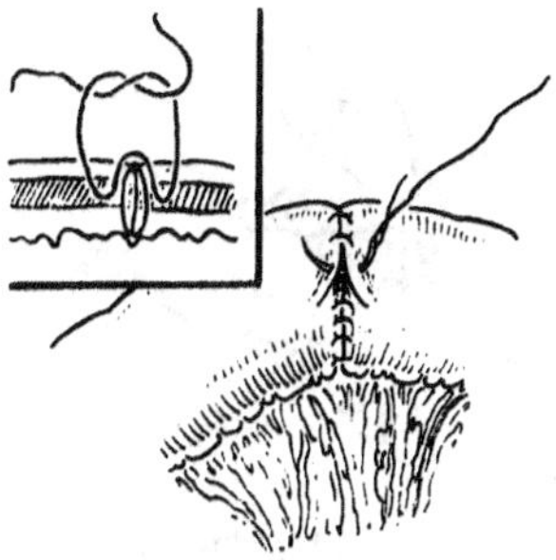

（1）垂直式间断内翻缝合法

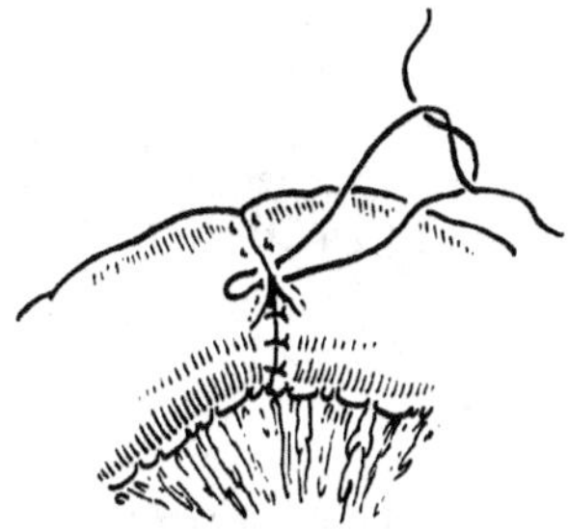

（2）水平褥式间断内翻缝合法

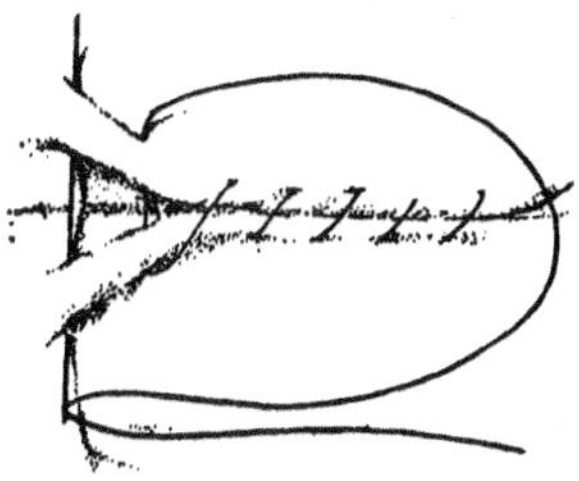

（3）垂直式连续内翻缝合法

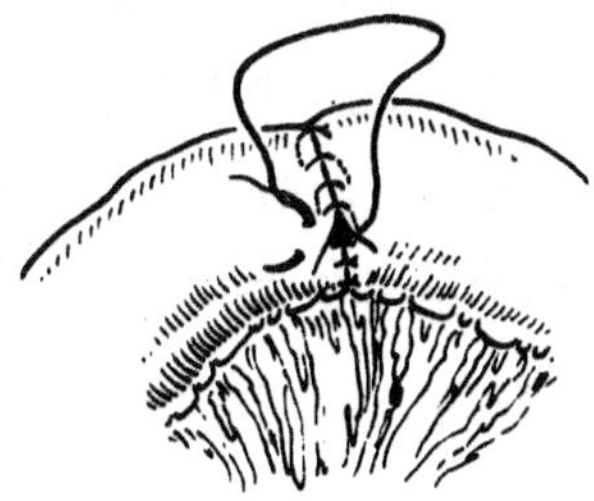

（4）浆肌层水平褥式连续内翻缝合法

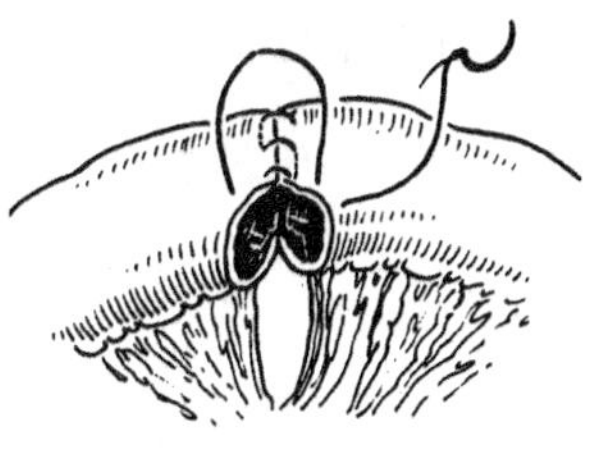

（5）全层水平褥式连续内翻缝合法

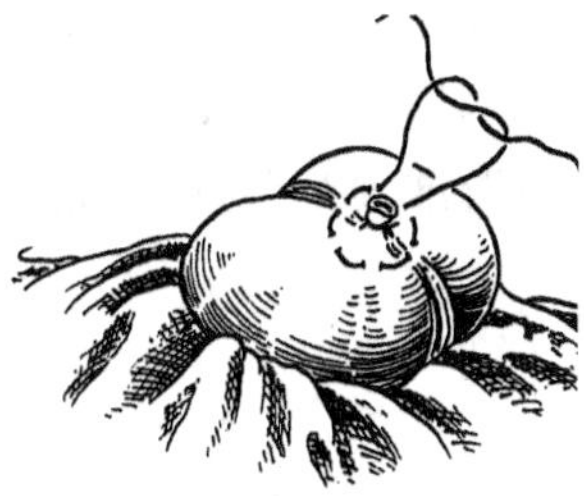

（6）荷包口内翻缝合法

图 3－27　各种常用的内翻缝合法

① 间断内翻缝合法：可分为与切口垂直式和与切口平行式（又称水平褥式）两种。其中与切口垂直式较为常用。

- 垂直式间断内翻缝合法：多用于胃肠吻合时缝合浆肌层以加强小创面。
- 水平褥式间断内翻缝合法：多用于胃肠吻合时缝合浆肌层以加强小创面。

② 连续内翻缝合法：可分为与切口垂直式和与切口平行式（又称水平褥式）两种。

- 垂直式连续内翻缝合法：非常少用。
- 水平褥式连续内翻缝合法：又根据缝合的深度分为浆肌层水平褥式连续内翻缝合法和全层水平褥式连续内翻缝合法两种。

③ 荷包口内翻缝合法：适用于小范围的内翻，如阑尾根部翻入和胃肠道小穿孔的修补等。

（6）外翻缝合法：目的是缝合后切口外翻，内面光滑。多用于血管吻合、腹膜缝合、减张缝合等，也可用于松弛皮肤缝合可防止皮缘内卷(图 3－28)。

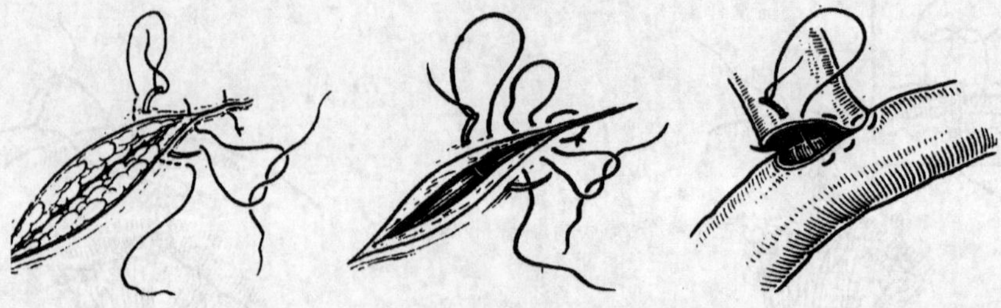

(1) 垂直式间断外翻缝合法　(2) 水平褥式间断外翻缝合法　(3) 连续外翻缝合法

图 3－28　各种常用的外翻缝合法

① 间断外翻缝合法：可分为与切口垂直式和与切口平行式(又称水平褥式)两种。

- 垂直式间断外翻缝合法：多用于松弛皮肤的缝合。
- 水平褥式间断外翻缝合法：多用于血管吻合或减张缝合。

② 连续外翻缝合法：多用于缝合腹膜或吻合血管。

【注意事项】

1. 必须按组织层次，由深至浅，避免钳夹其他组织。
2. 切口两侧进针的距离和深浅要基本对称。
3. 缝合要严密，创口内不残留死腔，以免血液或渗出液积聚而发生感染。
4. 切口的结扎松紧要适宜，过紧可使组织缺血，过松则切口对合不良。
5. 切口要准确对合，皮肤缝合时要避免边缘内翻。

三、止　血

【目的】

充分认识手术过程中创口的止血是一项重要的基本操作。手术中完善的止血不仅可以防止失血危险，还可以保证手术野的清楚显露，并可避免误伤重要器官。

【准备】

物品准备：手术刀柄 2 把、手术刀片 2 片、手术剪 2 把、血管钳 2 把、持针钳 1 把、手术镊 2 把、拉钩 4 个、缝针 2 枚、丝线 2 根、纱布若干、创伤模拟人。

【操作步骤】

常用的止血方法有：

1. 钳夹止血法：切口皮下浅层组织内小出血点可用血管钳暂时夹住，手术终了再将钳取出，出血点多已经停止出血。

2. 填塞压迫止血法：对较广泛的创面渗血进行压迫止血。

(1) 如暂用手指、温盐水纱布压迫出血处止血。

(2) 对于深部创面较大渗血，用止血钳或缝线止血确有困难时可用长纱布条填塞止血。

纱布一端置于创口处，并记其数目。术后 2～5d 将纱布浸润逐段取出，在其过程中，需防止感染、防止纱布遗留、防止取出纱布后再继发出血。

3. 钳夹结扎止血法：是最常用、最可靠的止血法。术中对活动性出血点，助手用止血钳夹住出血点后，将血管钳轻轻提起立，术者用缚线绕过血管钳，助手将血管钳放平并略偏向一侧，露出钳端，术者在钳端的深面打结。在打第一结的同时，助手徐徐放开血管钳。第一结扎紧后，再打第二结(图 3－29)。

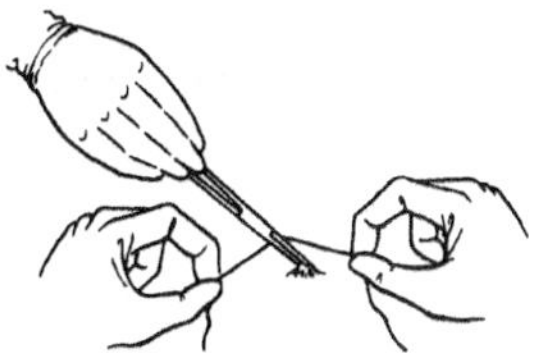

(1) 助手将血管钳轻轻提起，术者用缚线绕过血管钳

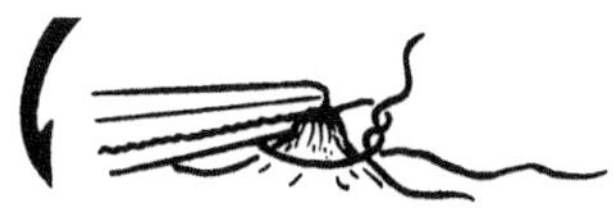

(2) 助手将血管钳放平并略偏向一侧，露出钳端，术者在钳端的深面打结，在打第一结的同时，助手徐徐放开血管钳

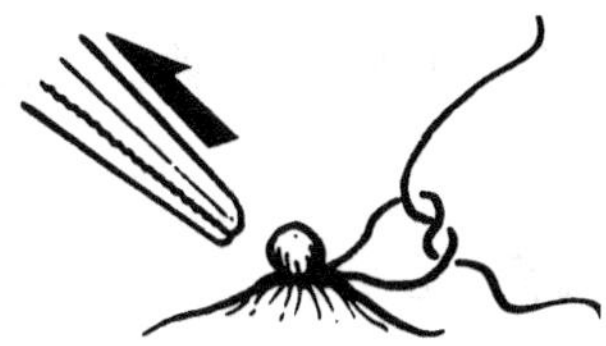

(3) 第一结扎紧后，再打第二结

图 3－29 钳夹结扎止血法

4. 贯穿缝合结扎法：将缚线用缝针穿过血管端或组织，绕过血管钳近端再穿过血管或组织在另一侧结扎(图 3－30)。贯穿缝合结扎的优点是缚线不易脱落。适用于较大血管或重要部位的止血。对较大血管必须离断的，一般用外科结和三重结。

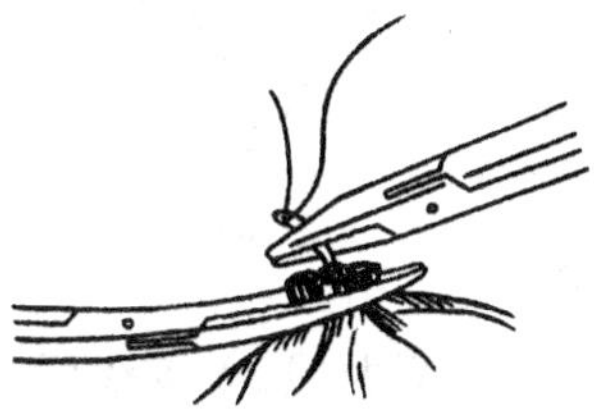

(1) 用带线的针从被结扎的组织中间穿过

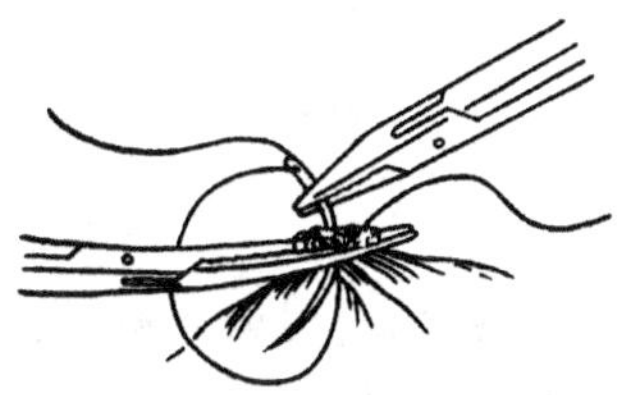

(2) 绕过血管钳近端，再将缝线穿过组织一次

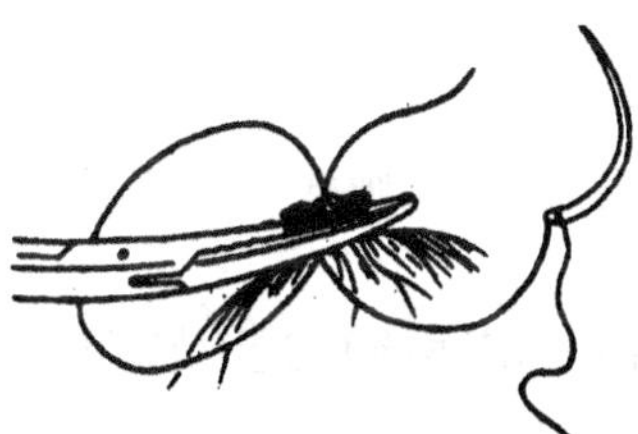

(3) 缝针绕过血管钳远端

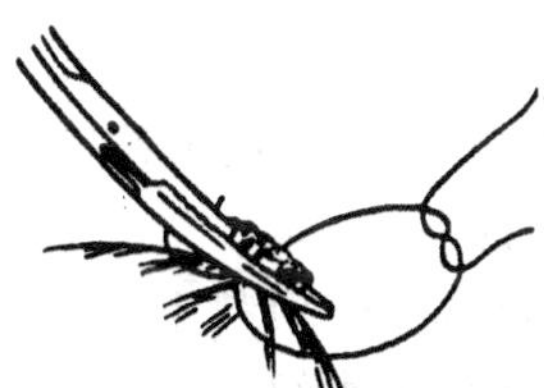

(4) 结扎打结

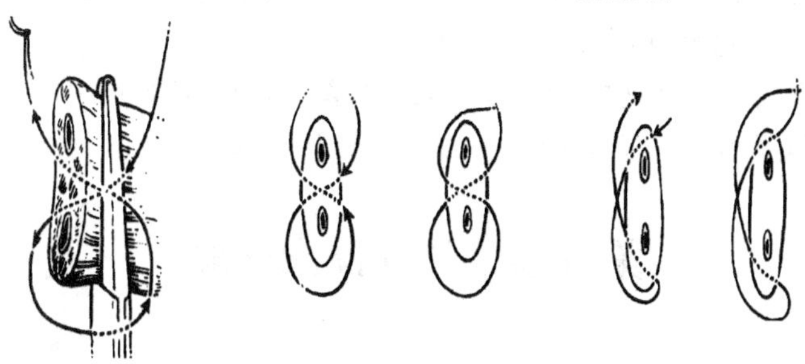

贯穿缝合结扎法（断端图） 正确的贯穿缝合 错误的贯穿缝合

(5)

图 3－30 贯穿缝合结扎法

四、剪结扎线

【目的】

按要求将所有结扎血管和缝合组织后的结扎线剪断。

【准备】

物品准备：手术剪 2 把、血管钳 2 把、持针钳 1 把、手术镊 2 把、拉钩 4 个、缝针 2 枚、丝线 2 根、海绵板 1 块。

【操作步骤】

1. 打结完成后，将双线提起合拢偏向一侧，避免妨碍剪线者的视线。

2. 剪线者先手心朝下，微张开剪尖，以一侧剪刀刃紧靠提起的线，向下滑至线结处，再将剪刀倾斜将线剪断，倾斜剪刀前端至需要保留的长度，闭合剪刀，剪短结扎线(图 3－31)。

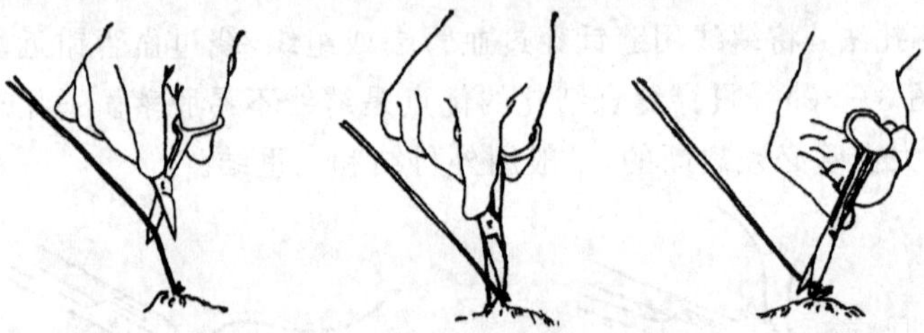

(1)　(2)　(3)

图 3－31　手术中剪线的方法

3. 保留的线尾长度适宜，一般情况下，丝线留 1～2mm，尼龙线、羊肠线留 3～4mm。用丝线缝合皮肤时，皮肤缝线的线头可留约 1cm，便于以后拆线。

【注意事项】

1. 剪线后要求线头长短合适，过短容易使线结滑脱，过长则残留异物过多。

2. 正确掌握手术剪的握持方法。

3. 剪线、解剖、剪切组织时，均利用剪刀头部进行，不要张口过大或用刀刃后端剪割，否则，既操作不便，又易损伤邻近组织。

4. 剪线时张开剪刀头沿缝线下移到线结处，并根据需留线头的长度将剪刀倾斜一定角度再剪断缝线；倾斜的角度越大，所留的线头越长。

5. 剪线时根据方便和不妨碍视野的原则，最好掌心朝上，有时也可掌心朝下；必要时可用左手托住剪柄，以保证剪线动作更为准确和右手剪切时不致抖动。

第五节　局部浸润麻醉

【目的】

在浅表小手术时，将局麻药注射于手术区域，阻滞神经末梢而达到麻醉作用，便于局部手术操作。

【准备】

1. 用物准备：无菌手套、碘酊棉球、75％酒精棉球、生理盐水、局麻药（普鲁卡因、利多卡因）、肾上腺素、注射器。

2. 患者麻醉前应有充分的思想准备，取适当体位。

【操作步骤】

1. 碘酊、酒精消毒皮肤。

2. 抽取适量的局麻药。

3. 在手术切口一端进针，使针尖刺入皮内，注药后形成橘皮样皮丘。

4. 利用"一针技术"，通过第一个皮丘，使针尖推进，先推药后进针，由点成线，由线成面，逐渐形成一条皮下浸润带（图 3－32）。如切口较长，也可在一方向注药后，退回针头，由同一针再向相反方向注药，以扩大浸润长度。如手术部位深，可以浸润一层，切开一层，注药和手术同时进行。

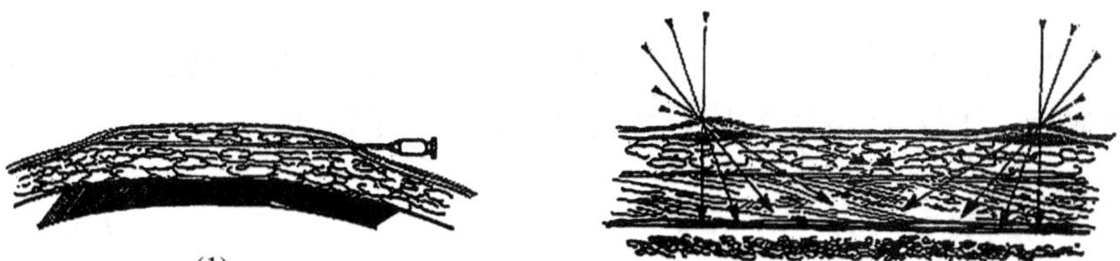

(1)　　(2)

图 3－32　局部浸润麻醉

【注意事项】

1. 询问对局麻药有无过敏史。

2. 严格执行无菌操作技术。

3. 注入的局麻药需有一定的容积，使药液广泛接触神经末梢，增强麻醉效果。

4. 局麻药误入血管后或用药过量可引起毒性反应，轻者有嗜睡、眩晕、多言、寒战、恐惧不安和定向障碍等，重者可引起呼吸循环衰竭。应注意观察，防止或及时处理局麻药毒性反应。

5. 必要时可加少许肾上腺素（浓度 1/20 万～1/40 万）延缓麻醉药的吸收，以延长其作用时间。

6. 每次注药前都要回抽，防止注入血管。

7. 一次用药不宜过多，根据患者具体情况或用药部位酌情减量。

8. 可应用安定类药物作为麻醉前用药，减少毒性反应。

9. 感染灶内及癌肿部位不宜使用局部浸润麻醉。

【常见错误】

1. 操作不符合无菌原则。

2. 推注局麻药前没有回抽。

3. 没有用好一针技术，多次进针，患者多次疼痛。

4. 麻药注射过程中不注意观察患者的反应等。

【思考题】

1. 如何预防局部浸润麻醉的毒性反应？

2. 有哪些局部麻醉的方法？

第六节　浅表脓肿切开引流术

【目的】

对浅表脓肿进行切开，清除脓液和坏死组织，促进感染好转。

【准备】

1. 用物准备：脓肿切开引流包、无菌手套、治疗盘（碘伏、75%酒精、棉签、局麻药等）。

2. 患者取适当体位，洗净局部皮肤，需要时局部剃除毛发。

【操作步骤】

1. 局部皮肤常规消毒、戴手套、铺无菌巾。

2. 用1%利多卡因沿切口进行局部麻醉。

3. 用尖刃手术刀刺入脓腔中央部位，再把刀翻转，使刀刃朝上，由里向外挑开脓肿壁排出脓液，如脓腔不大，切口一般应达到脓腔边缘（图3-33）。

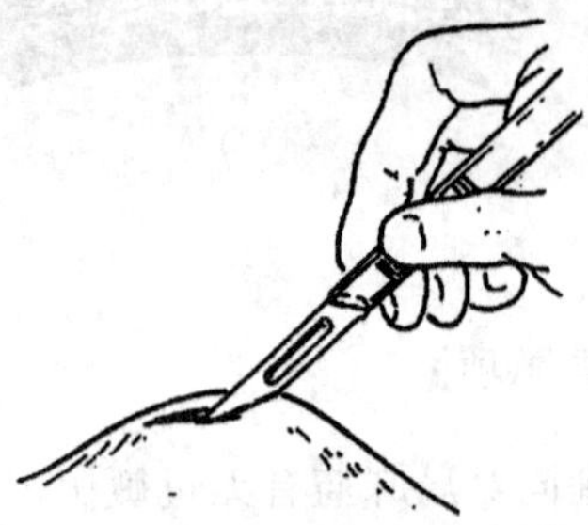

图3-33　用尖刃手术刀刺入脓腔中央部位

4. 打开脓腔后，手指伸入探查，如有间隔组织，可将其分开，使其成为单一空腔，以利脓液引流。对脓腔较大，或因局部解剖关系，不宜作大切口者（如乳房等），也可在脓腔两侧切开作对口引流。

5. 手术后填入湿盐水纱布、凡士林纱布等，并用干纱布包扎。

【注意事项】

1. 脓肿切开引流用于确诊为化脓性感染且已形成脓腔的患者，不确定时应先用穿刺抽液来明确。结核性脓肿无混合性感染时不宜做切开引流。

2. 做切口应考虑脓腔引流通畅，切口一般在脓腔最低部位（图3-34），切口应足够大，也可做1～2个对口引流。

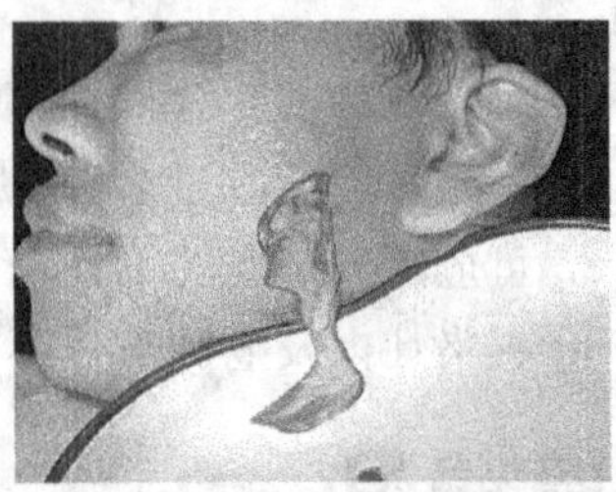

图3-34　脓腔引流通畅，切口一般在脓腔最低部位

3. 切开时注意避开重要的血管和神经。面部切开注意尽可能不损坏面容。

4. 注意切口愈合的瘢痕对该处功能的影响。

5. 放置纱布引流时，应把纱布的一端一直放到脓腔底，不要放在脓腔口阻塞脓腔，影响通畅引流。

【常见错误】

打开脓腔引流不充分。

【思考题】

对口引流主要用在何处？

第七节　清创术

【目的】

1. 对新鲜开放性沾染伤口进行清洗、清除血块和异物、切除失活的组织、止血、缝合伤口等，使之尽量减少污染，甚至使沾染伤口变成清洁伤口。

2. 加速组织修复，争取达到一期愈合。

【准备】

1. 清创前须对伤情进行全面了解，如有休克，应先抢救，待休克好转后争取时间进行清创。如颅脑、胸、腹部有严重损伤，应先予处理。有活动性大出血应先行止血。

2. 用物准备：清创包、无菌手套、碘伏、75%酒精、棉签、局麻药、生理盐水、双氧水等。

【操作步骤】

1. 清洗去污：分清洗皮肤和清洗伤口两步。

(1) 清洗皮肤：用无菌纱布覆盖伤口，再用软性肥皂液（油污可用汽油或乙醚）洗净伤口周围皮肤，并剪去毛发。

(2) 清洗伤口：揭去覆盖伤口的纱布，以大量生理盐水冲洗伤口，可按生理盐水→双氧水→生理盐水顺序，连续冲洗三遍，用消毒镊子或小纱布球轻轻除去伤口内的污物、血凝块和异物。

2. 清理伤口：戴无菌手套，施行麻醉，用碘酊、酒精消毒皮肤，铺盖消毒手术巾准备手术，方法与一般手术相同。仔细检查伤口，包括伤口大小、深度、污染程度，是否有活动性出血，是否损伤肌肉、神经、血管、肌腱、骨骼等，清除血凝块和异物，切除失活和严重挫伤的组织，如伤口较深，为彻底清创，可适当扩大伤口或切开筋膜，清理至伤口较清洁，创缘和创面有良好血循环，此过程随时用生理盐水冲洗。

3. 缝合伤口：彻底清理伤口后，重新消毒铺巾，更换无菌器械和手套，彻底止血。根据污染程度、伤口大小和深度等具体情况，决定伤口是开放还是缝合，是一期还是延期缝合。清创越早效果越好，应尽可能在受伤后6～8h内施行。未超过12h的清洁伤口可一期缝合；大而深的伤口，在一期缝合时应放置引流条；污染重的或特殊部位不能彻底清创的伤口，应延期缝合，即在清创后先于伤口内放置凡士林纱布条引流，待伤口组织无感染或水肿时再作缝合。头、面部血供好，愈合力强，只要无明显感染，均应争取一期缝合。

【注意事项】

1. 清创应尽早施行，越早效果越好。
2. 严格按照无菌操作规程，认真清洗和消毒，尽量清除血凝块、异物和失活组织。
3. 清创时既要彻底切除已失去活力的组织，又要尽量爱护和保留存活的组织，以使形态和功能得到最大限度的恢复，机体裸露部位的修复，尚需注意美观。如皮肤缺损大，应考虑是否植皮或皮瓣移植。
4. 止血要彻底，以免术后血肿形成。
5. 缝合时要做到逐层对合缝合，勿残留死腔，组织缝合必须避免张力太大，以免造成缺血或坏死。

【常见错误】

1. 非大出血患者，在缚扎止血带情况下进行清创。
2. 清创时对失去活力的组织判断不准，清创不彻底或切除组织过多。
3. 缝合时留死腔或张力过大。

【思考题】

1. 清创术的主要步骤有哪些？
2. 清创术后处理应注意什么？

第八节　换药术

【目的】

1. 检查伤口，了解愈合情况。
2. 清洁伤口，清除伤口异物、坏死组织、分泌物，通畅引流，控制感染。
3. 在伤口上敷某些药物，使炎症局限，促进肉芽组织及上皮生长，促使伤口愈合。
4. 包扎固定，保护伤口，防止伤口污染及附加损伤。

【准备】

1. 了解患者的伤口情况，穿工作服，戴口罩、帽子，洗净双手。换药前半小时内不要扫地，避免室内尘土飞扬。
2. 物品准备：无菌弯盘 1 对，无菌敷料若干、镊子 2 把、剪刀 1 把(需要时)，备酒精棉球、干棉球、纱布、引流条、生理盐水、碘酊棉球、碘伏棉球，胶布、绷带等。
3. 患者采取舒适的卧位或坐位，利于暴露创口，冬天应注意保暖。

【操作步骤】

1. 携换药物品至患者身边，向其说明目的及可能引起的感觉以取得合作。

2. 先用手揭下外层敷料，再用镊子取下内层敷料。如果伤口粘住最里层的敷料，则应先用生理盐水浸湿后再揭去，以免损伤肉芽组织或引起创面出血。

3. 两手各拿一把镊子操作，一把镊子夹持无菌棉球、纱条等，另一把夹持接触伤口的敷料，两者不可混用。用酒精棉球清洁伤口周围皮肤，一般应达伤口周围 5cm。用生理盐水棉球清洁创面，轻沾吸去分泌物。清洗时由内向外，棉球用过后弃去。

4. 伤口分泌物较多且创面较深时，用生理盐水冲洗；如坏死组织较多，可用攸锁或其他消毒溶液冲洗。若发现创面苍白水肿、色暗有苔、肉芽萎缩或生长过盛等，须分析其原因，可能为引流不畅、异物残留、局部供血不足等，采取适当的措施以改善伤口修复。肉芽明显水肿时，可用高渗盐水湿敷；对高出皮肤或不健康的肉芽组织，可用剪刀剪平，或先用硝酸银棒腐蚀，再用生理盐水冲洗。某些细菌感染时需用抗菌药，如绿脓杆菌感染可用 0.1%苯氧乙醇、磺胺嘧啶银软膏等。

5. 一般创面可用消毒凡士林纱布覆盖，必要时置引流物，上面加盖纱布，外层纱布应盖过内层纱布，用胶布固定，一般胶布粘贴方向应与肢体纵轴垂直。

6. 污染的敷料须立即放入污物桶内，器械清洗后放指定位置。

【注意事项】

1. 严格遵守无菌原则进行操作。多个患者换药时先换清洁伤口，后换感染伤口；先换简单伤口，后换复杂伤口；先换一般伤口，后换特殊伤口。认真洗净双手后方可给另一患者换药。

2. 病房换药应在晨间护理或清洁工作完毕半小时后进行。

3. 感染伤口，分泌物较多，应每天换药 1 次；新鲜肉芽创面，隔 1～2d 换药 1 次；严重感染或置引流的伤口及粪瘘等，应根据其引流量的多少，决定换药的次数。

4. 换药时应注意去除伤口内异物，如线头、死骨、坏死组织，并核对引流物的数目无误。

5. 换药时动作轻柔，注意患者的感受，操作过程尽可能迅速，以免伤口暴露时间过久，增加创面感染机会。

6. 对传染病的伤口换药时，如破伤风、气性坏疽、绿脓杆菌感染等，应严格遵守隔离技术要求，工作人员需要穿隔离衣，用过的器械要单独灭菌，换下的敷料应随即焚毁，操作者应刷洗双手并浸泡消毒。

7. 根据不同情况选择局部用药，使用的药物应对组织无刺激性、对细菌敏感，并可促进伤口愈合。

8. 换药后将用具和污物放至指定位置。

【常见错误】

1. 无菌观念不强，换药前后不洗手，不戴口罩。

2. 两把镊子分工不明确。

【思考题】

1. 健康肉芽组织的表现有什么特点？

2. 伤口愈合分哪几级？

第九节 术后拆线

【目的】

拆除手术缝线。

【准备】

基本同换药，备无菌换药包，小镊子 2 把，拆线剪 1 把及无菌敷料若干。

【操作步骤】

1. 携拆线物品至患者身边，向其说明目的及可能引起的不适感觉，取得合作。

2. 取下切口上的敷料，用 75％酒精棉球消毒，由切口向周围消毒皮肤。

3. 用镊子将线头提起，将埋于皮内的线段拉出针眼少许，并在该处用拆线剪剪断，用镊子拉出缝线。

4. 再用酒精消毒原切口处皮肤，并覆盖纱布，用胶布固定。

【注意事项】

1. 一般组织内的缝线无需拆除，皮肤上的缝线必须拆除。

2. 拆线时间应根据缝合的部位和手术方式决定，一般头面颈部：4～5d；下腹部、会阴部伤口：6～7d；胸部、上腹部、背部、臀部的伤口：7～9d；四肢伤口：10～14d；减张伤口：14d 拆线。

3. 伤口有红、肿、热、痛等明显感染者应提前拆线，切口有化脓或脂肪液化者应拆线并引流。

4. 拆线时最好用剪刀尖剪断缝合线，可避免过分牵引缝合线而导致局部疼痛和移动缝线致局部感染。

5. 拆线后 1～2d 应观察伤口情况，如有伤口愈合不良或裂开时，可用蝶形胶布牵拉和保护伤口直至伤口愈合。

6. 遇有下列情况，应考虑延迟拆线：

(1) 严重贫血、消瘦、恶病质者。

(2) 严重水、电解质代谢紊乱尚未纠正者。

(3) 老年体弱及婴幼儿。

(4) 伴有呼吸道感染、咳嗽没有消除的胸、腹部伤口。

(5) 切口局部水肿明显且持续时间较长者。

【常见错误】

1. 无菌观念不强,剪线部位在缝合线的中间或线结的对侧。
2. 拆线时间没有根据伤口的情况和患者的年龄、营养状况等。

【思考题】

1. 初期缝合的切口分哪三类？试举例。
2. 伤口愈合可以分哪三级？

第十节　手术综合操作(动物)

【目的】

通过在家兔身上练习切开、分离、止血、结扎、缝合、剪线、拆线等基本手术操作技术,使学生对各项外科手术的基本操作要求有一个完整而连贯的认识,从而对外科手术建立基本的概念,为临床实践打下扎实的基础。

【准备】

1. 动物(家兔);
2. 动物麻醉器械(一次性 10ml 注射器)、麻醉药品;
3. 外用生理盐水、剃毛刀;
4. 洗手衣、洗手裤、拖鞋;
5. 口罩、帽子;
6. 洗手刷子、无菌液体肥皂、无菌小毛巾;
7. 无菌手术衣、无菌手套;
8. 皮肤消毒用药(2.5％碘酊、75％酒精);
9. 纱布敷料等;
10. 普通手术包;
11. 动物手术台。

【操作步骤】

1. 每小组选取一只家兔,称体重。
2. 按 1ml/kg 的剂量,用注射器抽取适量麻醉剂。
3. 在家兔的耳廓背侧寻找到耳缘静脉,从耳缘静脉向心脏方向注入麻醉剂。

注意:在耳缘静脉选择注射点时要先选择离心脏较远的位置,可防止一次注射不成功,然后再在较靠近心脏的位置注射;否则,血管破坏后在破坏点的远离心脏处注射会使得麻醉剂外漏(图 3－35)。

4. 麻醉成功后,将家兔仰面捆绑在手术台上。

5. 选择手术区剃毛、清洗。

6. 参加手术人员按外科洗手法洗手。

7. 手术区常规消毒、铺巾。

8. 消毒、铺巾人员再次按外科洗手法用75%酒精浸泡双手5min，擦干。

9. 穿手术衣、戴手套。

10. 切开显露：手术的第一步骤是考虑如何在最有利的情况下作切口便于充分显露手术野。只有在良好的显露下才能进行手术，才能清楚地看见手术区的解剖情况，操作容易而安全。此外，在手术时，良好麻醉下的肌肉松弛和适当的照明对手术野的显露也很重要。

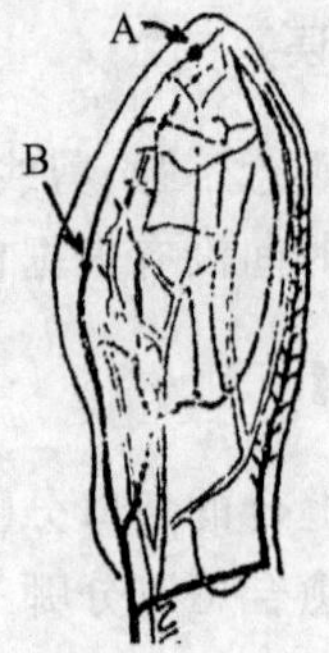

图 3-35　家兔耳缘静脉穿刺点应先选择A点，如果穿刺不成功再选择B点

该项目包括：

(1) 手术刀柄、刀片的安装；

(2) 各种类型手术刀的选择使用；

(3) 常用的持刀姿势；

(4) 切口的选择(于家兔腹部正中作一长约15cm的切口，切开皮肤、皮下组织。家兔腹壁各层较薄，故下刀宜轻)；

(5) 沿腹白线将腹直肌切开，再将腹横筋膜与腹膜一并切开；也可以将腹直肌、腹横筋膜、腹膜一并切开；

(6) 各种组织的解剖剥离；

(7) 牵开器显露腹部创口等。

11. 止血：在手术过程中运用各种止血方法(钳夹止血法、填塞压迫止血法、钳夹结扎止血法、贯穿结扎法)对创口进行良好的止血。

12. 缝合：选用适宜的缝针、缝线，采用各种适宜的缝合方法按组织层次依次缝合腹膜、一并缝合腹横筋膜与腹直肌、一并缝合皮下组织与皮肤。

13. 按正确的拆线技术要求将上述缝线拆除，继续练习切开、分离、止血、结扎、缝合、剪线、拆线等一系列外科手术基本技术，使之达到各项操作要求并尽量熟练。

(蒋建平　朱广利)

第四章 妇产科适宜技能

第一节 妇科检查(盆腔检查)

【目的】

1. 辨认女性外生殖器官的各部分。
2. 检查内生殖器官及宫旁结缔组织、骨盆壁有无异常。

【准备】

1. 用物准备：妇科检查床、妇科检查模型、一次性会阴垫、阴道窥器、手套等。

2. 排空膀胱，脱去一侧裤腿，取膀胱截石位，躺在铺有消毒臀垫(每查一人则更换，以免交叉感染)的检查床上。

【操作步骤】

1. 外阴部检查：观察外阴的发育情况及有无畸形、有无水肿、炎症和赘生物，阴毛分布与量，阴道口和尿道口情况，前庭大腺是否肿大，外阴皮肤色泽、有无萎缩，阴道壁有无膨出，有无子宫脱垂与尿失禁等。

2. 阴道窥器检查：将窥阴器两叶并拢，前端表面涂滑润剂后(如需取分泌物作细胞涂片检查，则不用润滑剂)，左手将两侧阴唇分开，右手将窥器侧向沿阴道后侧壁缓慢插入阴道内，然后将窥阴器转平并张开两叶，暴露宫颈与阴道壁。观察宫颈大小、颜色、外口形状、有无糜烂、腺体囊肿、息肉、肿瘤或接触性出血，并注意阴道黏膜颜色、皱襞多少，有无炎症、畸形、肿瘤以及分泌物的量、性质、颜色、有无臭味等。

3. 双合诊检查(即阴道腹部联合检查)：是盆腔检查中最重要项目。检查者一手戴无菌手套，以食、中二指蘸少许润滑剂后轻轻插入阴道内，了解阴道的通畅度，有无畸形等。再扪触宫颈大小、软硬度、有无肿物或接触性出血等。将阴道内手指放在宫颈后方将宫颈向上抬举，另一手放在脐耻之间往下按压，两手配合即可扪清子宫的位置、大小、形状、软硬度、活动度及有无压痛(图 4-1)。然后将阴道内两指移向侧穹窿，另一手也移向同侧腹壁，两手配合检查宫旁组织、卵巢、输卵管(图 4-2)。正常输卵管不能扪清，卵巢有时可触及，压之有酸胀感。注意附件有无增厚、压痛或肿块，如有肿块，应进一步查清肿物的大小、形状、软硬度、活动度、有无压痛以及与子宫的关系。

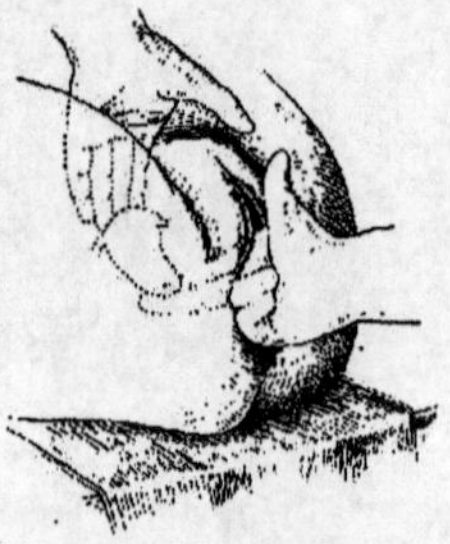

图 4-1　双合诊

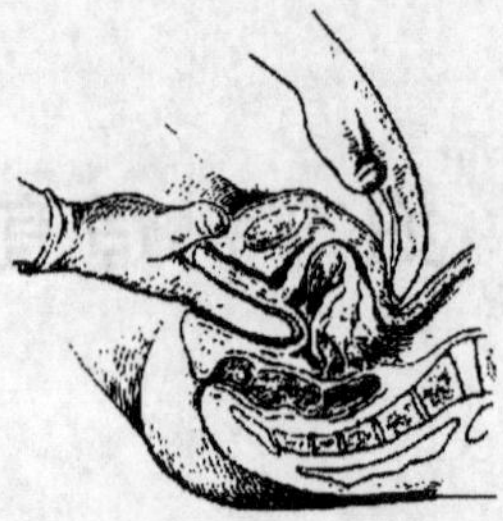

图 4-2　双合诊(检查附件)

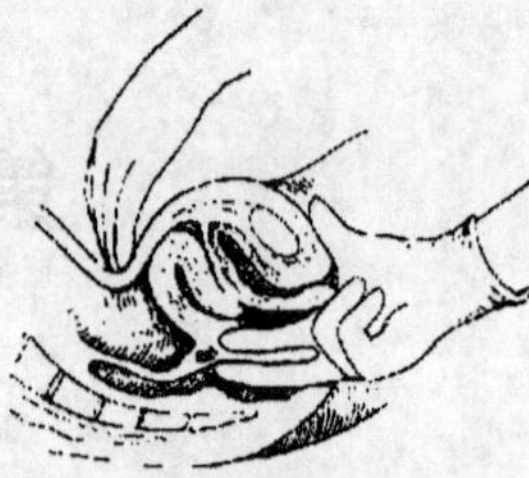

图 4-3　三合诊(食、中指)

4. 三合诊检查(阴道、直肠及腹部联合检查)：以一手食指伸入阴道，中指伸入直肠，另一手置于下腹部协同触诊(图 4-3)，可清楚地查清后位子宫的情况、盆腔后部及直肠子宫陷凹的病变情况、肿块的形态及其与盆壁的关系，以及直肠阴道隔及骶骨前方有无异常等。

5. 肛腹诊(肛门、腹部联合检查)：检查者一手戴手套并以食指伸入直肠，另一手置于下腹部配合检查，此法适用于检查未婚女性，先天性无阴道或阴道闭锁者。

6. 检查结果记录：

外阴：发育情况及婚产式(未婚、已婚未产或经产式)。有异常发现时详细描述。

阴道：是否通畅，黏膜情况，分泌物量、色、性状以及有无臭味。

宫颈：大小、硬度，有无糜烂、撕裂、息肉、腺囊肿，有无接触性出血、举痛等。

宫体：位置、大小、硬度、活动度，有无压痛等。

附件：有无包块、增厚或压痛，若扪及包块，应记录其位置、大小、硬度，表面光滑与否、活动度，有无压痛以及与子宫及盆壁的关系。左、右两侧分别记录。

【注意事项】

1. 检查者态度要严肃认真，操作轻柔。
2. 检查前应嘱患者排尿，必要时须导尿。
3. 月经期不做妇科检查，必要时须严格消毒外阴，戴无菌手套操作。
4. 未婚者一般只做肛查，如确有检查必要，应征得家属或本人同意后方可做阴道检查。
5. 注意消毒隔离，尤其是检查用器械，防止医源性交叉感染。
6. 男医生检查患者时，需有其他医护人员在场。
7. 双合诊检查不满意或需检查骶韧带、子宫直肠窝病变、肿瘤与盆腔关系时应做三合诊。

【常见错误】

1. 检查前未请患者排空膀胱。
2. 消毒臀垫未做到一人一换。
3. 使用阴道窥器时未蘸涂润滑剂。

【思考题】

盆腔检查主要检查哪些内容？如何记录？

第二节　产科检查

一、腹部四步触诊及胎心听诊

【目的】

通过四步触诊法，能够了解子宫大小、胎产式、胎先露、胎方位，以及先露部是否衔接。根据不同的胎位选择听取胎心的部位。

【准备】

检查床、娃娃及骨盆模型、孕妇模型、胎心听诊器（或胎儿监护仪）。孕妇排尿后仰卧于检查床上，双腿略屈曲稍分开，检查者站在孕妇右侧，做前 3 步手法时，检查者面向孕妇；做第 4 步手法则面向孕妇足端。

【操作步骤】

1. 腹部四步触诊（图 4－4）：

(1) 第一步手法：检查者双手置于子宫底部，了解宫底高度，估计胎儿大小与妊娠周数是否相符。然后用双手指腹触摸，判断子宫底部的胎儿部分是胎头还是胎臀。胎头圆而硬，容易推动且有浮球感。胎臀则较宽且软，形状略不规则。

(2) 第二步手法：检查者两手分别放于腹部两侧。一手固定，另一手轻轻向对侧深按。两手交替操作，仔细分辨胎背和胎儿肢体的位置。若触及平坦饱满部分为胎背，并确定胎背方向（向前、侧方或向后），若触及高低不平、可变形部分则为胎儿肢体，有时可以感觉到胎儿肢体在活动。

(3) 第三步手法：检查者右手拇指与其余四指分开，放在耻骨联合上缘握住先露部，再次核实是胎头还是胎臀，并左右推动判断是否衔接。根据胎头与胎臀形态不同加以区别，若胎先露部未入盆可被推动，若已衔接则不能被推动。

(4) 第四步手法：检查者的两手分别放在先露部的两侧，沿着骨盆入口方向向下深按，核对先露部入盆程度，以验证第三步是否正确。

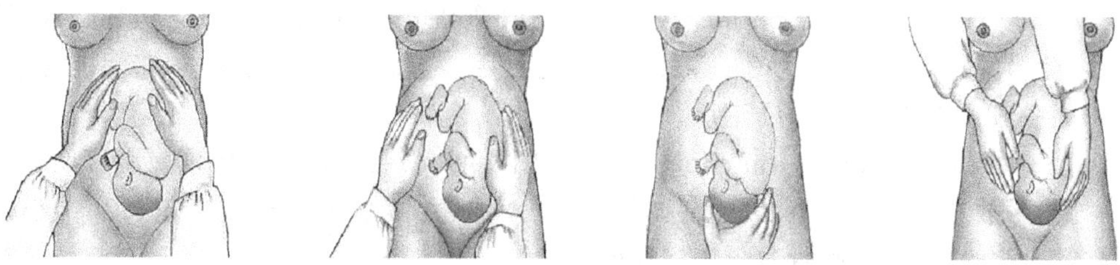

第一步手法　　第二步手法　　第三步手法　　第四步手法

图 4－4　腹部四步触诊

2. 胎心听诊：孕妇取伸腿仰卧位，于胎儿背部所在的母体腹壁处，能清晰地听到胎心音。根据腹部触诊检查出的不同胎位，选取不同的胎心听诊部位。头先露时在脐下两侧，臀先露时在脐上两侧，横位者侧在靠近脐部下方听得最清楚。听诊时应注意胎心音的频率及有无脐带杂音，注意和胎盘杂音鉴别。

二、骨盆测量及腹围、宫高的测量

【目的】

通过外测量骨盆的各径线，间接判断骨盆的大小和形状，估计胎儿能否通过阴道分娩。

【准备】

检查床、骨盆模型和孕妇模型、骨盆测量器、皮尺。

【操作步骤】

1. 骨盆外测量(图 4-5)：

(1) 髂棘间径(interspinal diameter, IS)：孕妇取伸腿仰卧位，测量两髂前上棘外缘间的距离。正常值为 23～26cm。

(2) 髂嵴间径(intercristal diameter, IC)：孕妇取伸腿仰卧位，测量两髂嵴外缘间最宽的距离。正常值为 25～28cm。

(3) 骶耻外径(external conjugate, EC)：孕妇取左侧卧位，右腿伸直，左腿屈曲。测量第五腰椎棘突下至耻骨联合上缘中点的距离。正常值为 18～20cm。第五腰椎棘突下，相当于米氏菱形窝(Michaelis rhomboid)的上角，或相当于髂嵴后连线中点下 1.5cm。此径线可以间接推测骨盆入口前后径的长度，是骨盆外测量中最重要的径线。

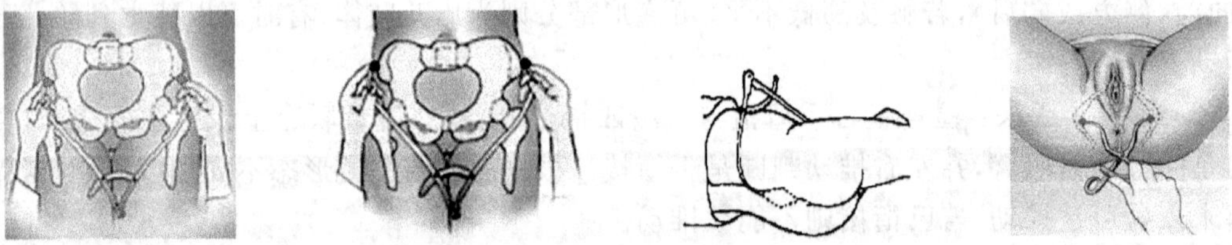

髂棘间径　　髂嵴间径　　骶耻外径　　坐骨结节间径

图 4-5　骨盆外测量

(4) 出口横径(transverse outlet, TO)：孕妇取仰卧位，两腿弯曲，双手抱双膝，测量两坐骨结节内侧缘的距离，正常值为 8.5～9.5cm。也可用检查者的拳头测量，若期间能容纳成人的拳头，则一般大于 8.5cm，即属正常。

(5) 耻骨弓角度(angle of subpubic arch)：用两手拇指尖斜着对拢放置在耻骨联合下缘，左右两拇指平放在耻骨降支上，测量两拇指间的角度即为耻骨弓角度，正常值为 90°，小于 80°则为异常。此角度可以反映骨盆出口横径的宽度。

2. 腹围及宫高的测量：孕妇排空膀胱后仰卧于检查床上，暴露腹部，用塑料软尺测量子宫底到耻骨联合上缘中点的距离，即为宫高。用软尺经脐水平测量腹周径，即为腹围。

【注意事项】

1. 做腹部检查前应排空膀胱，检查者手要温暖，力度适当。
2. 测量骨盆时体位及测量的位置要正确。
3. 听胎心时，应注意胎心的频率、节律是否齐，注意与脐带杂音、胎盘杂音相鉴别。
4. 用皮尺测量腹围和宫高时，皮尺松紧要适宜，注意腹围和宫高是否与孕周相符。

【常见错误】

1. 孕妇未排空膀胱，未取正确体位。
2. 测量骨盆径线时所取位置未到位。
3. 听取胎心的位置放置不到位，听诊时间不足一分钟。

【思考题】

1. 试述腹部四步触诊的具体操作步骤及目的。
2. 说出骨盆外测量的径线、起止点及正常值。
3. 试述胎心听诊部位的选择及正常胎心的频率。
4. 说出正常妊娠时每个孕月子宫底的高度(手测)。

第三节　宫内节育器(IUD)

一、节育器放置术

【目的】

避免暂不生育的已婚育龄妇女怀孕。

【准备】

1. 用物准备：妇科检查床、放置宫内节育器的模型、相应的器械等。
2. 排空膀胱，脱去一侧裤腿，取膀胱截石位，躺在铺有消毒臀垫的检查床上。

【操作步骤】

1. 排空膀胱，取膀胱截石位，消毒外阴、阴道。
2. 双合诊确定子宫大小及位置。
3. 暴露宫颈，碘酊、酒精消毒宫颈及阴道穹窿。
4. 钳夹宫颈，牵拉使子宫水平位，探宫腔深度，选择合适的节育环。
5. 用放环叉或用放环钳将节育环送至宫底后缓缓退出(图 4－4、图 4－5)。

6. 如宫颈管过紧，可用扩宫器扩张至 4～5 号后再放置。带尼龙尾丝节育器放置后，可在距宫颈口 3cm 处将过长的尼龙尾丝剪断。

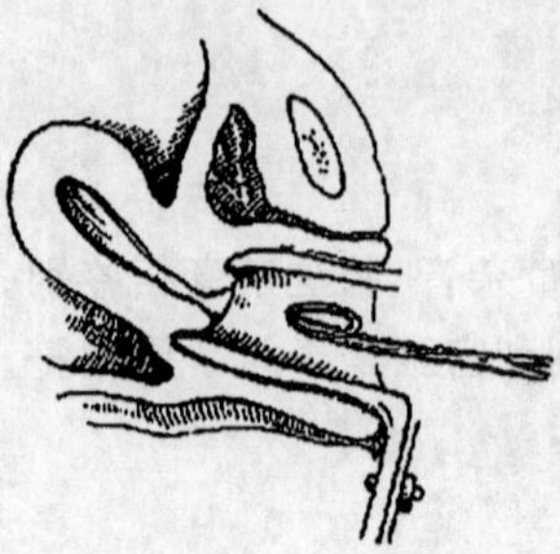
图 4-4 用放环钳送入宫腔

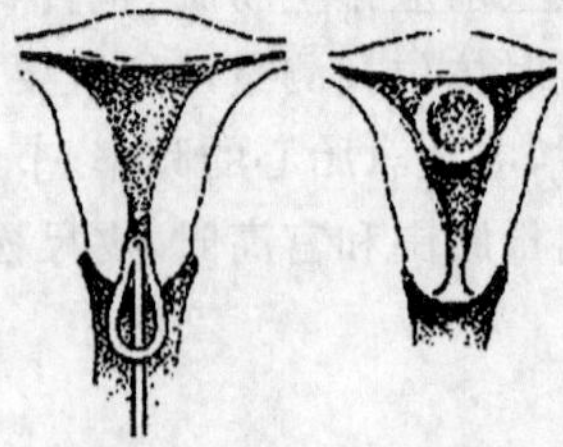
图 4-5 送环入宫腔及安置妥当后示意图

【注意事项】

1. 注意放置宫内节育器的禁忌证和放置条件及时间。
2. 选择合适大小的宫内节育器。
3. 放置条件：体温＜37℃，无禁忌证者。
4. 注意无菌操作，上环器及节育环切勿接触外阴和阴道。
5. 术后休息 3d，一周内避免重体力劳动，二周内禁盆浴和性交。
6. 放环后应在下一次月经后做盆腔透视或 B 超复查环位。3 个月后再查一次，以后每年复查一次。

二、取宫内节育器术

【目的】

1. 放置年限已到要求更换新环者。
2. 希望再生育者，或绝育后 1 年。
3. 副作用较重不宜放置者。

【准备】

术前准备同放置宫内节育器术。

【操作步骤】

1. 排空膀胱，取膀胱截石位，消毒外阴、阴道。
2. 双合诊确定子宫大小及位置。
3. 暴露宫颈，碘酊、酒精消毒宫颈及阴道穹窿。
4. 钳夹宫颈，用取环钩沿子宫后壁缓缓前进，勾住环下缘牵引取出(图 4-6)。
5. 一般不需扩宫颈。取环困难者可在 B 超监视下操作。
6. 带有尼龙尾丝者，牵拉留置于阴道内的尼龙尾丝即可将环取出。

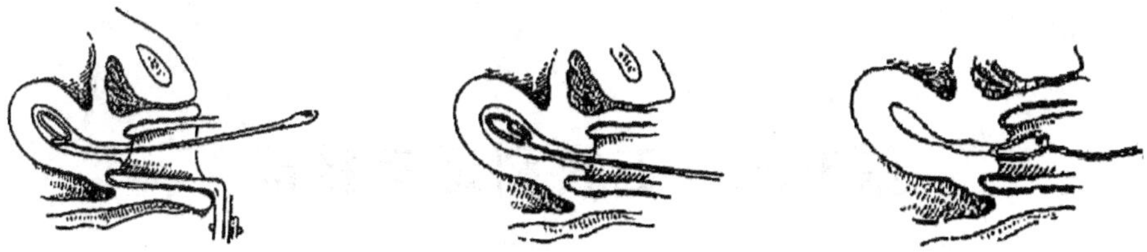

（1）　（2）　（3）

图 4－6　取宫内节育器

【注意事项】

1. 取环前，先行 B 超检查以确定环的存在。

2. 注意取环的时间为月经干净后 3～7d(阴道流血多或伴感染者，可随时取环。带环妊娠者，可在人流时取出。绝经两年以上者，建议取环)。

3. 取环后两周内禁性交与盆浴。

4. 术后休息 2d。

【常见错误】

1. 未按要求选择放、取节育器的时间。

2. 上环时将环接触外阴和阴道壁。

【思考题】

1 试述放置宫内节育器的禁忌证、放置条件和放、取节育器的时间。

2. 试述放置宫内节育器的副作用及处理方法。

（汪晓英　朱旭红）

第五章　五官科适宜技能

第一节　眼科基本检查技术及操作技能

一、视力检查法

【目的】

1. 判断患者的视力。

2. 视力检查是眼科疾病诊断的重要依据。

【准备】

1. 用物准备：远视力表、近视力表。

2. 远视力表需放在光线充足(或用人工照明)处，悬挂高度标准为1.0这一行视标与被检眼在同一高度。

【操作步骤】

1 远视力检查：

(1) 被检查者与视力表距离5m，两眼分别检查，先右眼再左眼，先裸眼检查再戴镜检查，从上而下指出字形视标开口方向，把说对的最小视标一行的字号记录下来，例如右眼1.2、左眼1.5。正常远视力标准为1.0。

(2) 视力不能辨认0.1者，让被检查者逐步走近视力表，直至认出0.1视标为止。根据走近后的距离，按公式 $V=d/D\times 0.1$ 计算视力。式中：V 为视力，D 为正常眼看清该行的距离，d 为被检者看清该行的距离，例如3m处才能看清0.1，则视力为 $3/5\times 0.1=0.06$。

(3) 指数。走近1m不能辨认0.1者，则改用数手指。被检者背光而立(或坐)，指间距离略同指粗。从1m远处开始辨认，如能在50cm处能说出指数，则视力＝指数/50cm。

(4) 手动。手指近到眼前5cm仍分不清者，则改用手在被检者眼前左右摆动，从1m远处开始辨认，记录能看到的距离，如手动/20cm。

(5) 光感。不能看到眼前手动者，在暗室内用烛光或手电筒照射眼睛。能辨别光亮者，视力为光感，不能辨别者为无光感。有光感者同时做光定位检查，眼向前方注视不动，灯光在1m远处，检查九个方向，即正前、正上、正下，颞前、颞中、颞下，鼻前、鼻中、鼻下。有光感的方向用

“+”表示，无光感的方向用“－”表示。

2. 近视力检查：

在充足的照明下，距眼睛 30cm，分别查双眼。一般先右眼再左眼，例如 J1 或标准近视力表能看清 1.0，记录为 1.0/30cm。如患者有屈光不正，可以让其自行改变距离，例如 J1(20cm)能看清 1.0，记录为 1.0/20cm。

【注意事项】

1. 远视力检查时，检查顺序一般为先右眼再左眼、先查裸眼视力再查戴镜视力。
2. 遮盖眼要遮盖完全。

【常见错误】

1. 检查视力时眯眼。
2. 认读视标的时间太长，超过 3s。

【思考题】

1. 正常的视力是多少？
2. 远视力检查时，若 4m 处看清 0.1，请问视力是多少？

二、色觉检查法(假同色图检查法)

【目的】

判断被检查者是否为色觉障碍者。

【准备】

用物准备：色盲本(假同色图)。

【操作步骤】

1. 假同色本放在自然光线下。
2. 被检者与色盲本保持 0.5m 的距离。
3. 被检者应在 5s 内读出图案。
4. 辨认困难、读错或不能读出，属色觉障碍。
5. 按照色盲本的说明确认属于何种色觉异常。

【注意事项】

色觉障碍者不能从事运输、化学、美术、医药学等职业。

【常见错误】

1. 被检查者与色盲本距离太近。

2. 识图时间超过 5s。

【思考题】

1. 色觉障碍包括哪两大类？
2. 色觉障碍的发病率男性高还是女性高？

三、上下眼睑翻转法

【目的】

1. 便于结膜疾病的检查、诊断与治疗。
2. 上下眼睑翻转是结膜囊冲洗的必要环节。

【准备】

检查前洗手，并向患者解释此检查可能稍有不适感。

【操作步骤】

1. 嘱被检查者头竖直，向下看。
2. 将食指放在上睑部的眉下凹处，拇指放在上睑睑缘的正中央。
3. 两指夹住眼睑皮肤等软组织，在把眼睑向前下方牵拉的同时，食指轻轻往下顶，拇指将眼睑向上捻转，上睑即被翻转(图 5-1)。
4. 嘱被检查者向上看。
5. 拇指或食指将下睑往下牵拉，下睑结膜即可以完全露出(图 5-2)。

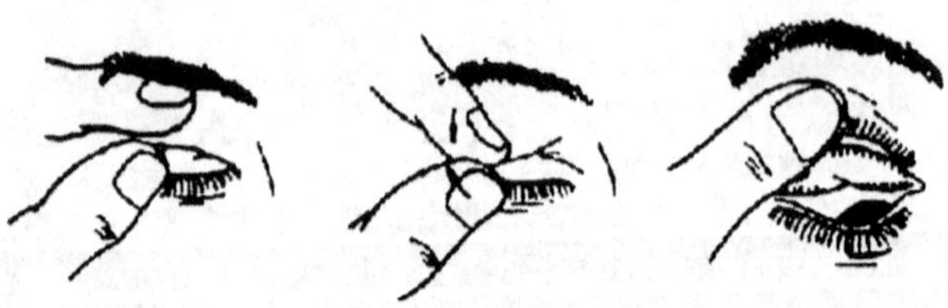

图 5-1　翻上眼睑法

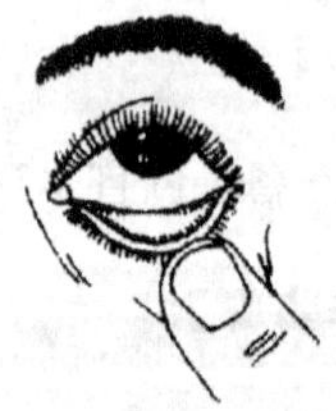

图 5-2　翻下眼睑法

【注意事项】

1. 在翻转上眼睑的过程中，被检者不能闭眼、嬉笑等。
2. 在翻转上眼睑的过程中，要注意被检查者是否戴隐形眼镜。

【常见错误】

在翻转上眼睑的过程中，只在意拇指的向上捻转，而食指未用力。

【思考题】

检查沙眼患者时，要注意检查哪些部位？

四、眼底检查法(直接检查法)

【目的】

1. 检查后部玻璃体病变。
2. 检查眼底视网膜的病变。
3. 眼底检查是 40 岁以上体检者的必查项目。

【准备】

用物准备：眼底镜。

【操作步骤】

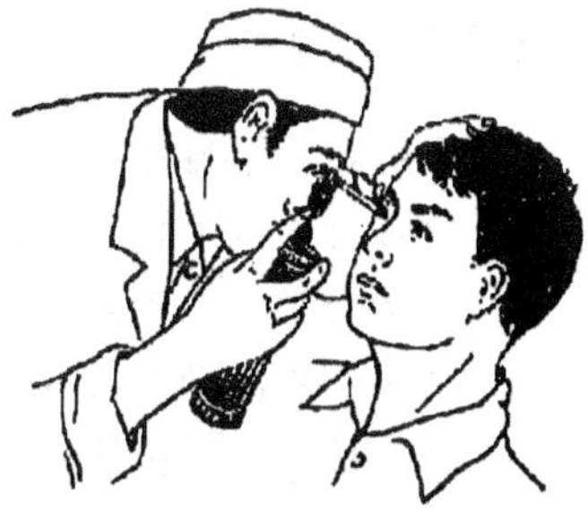

图 5-3　眼底检查法

1. 被检者可取坐位或卧位，两眼睁开，向前方注视。

2. 眼底检查时要遵循“三左三右”原则。检查右眼时，检查者右手拿眼底镜，站在被检者的右侧，以右眼观察被检者右眼(称为“三右”)；检查左眼时相反(称为“三左”)(图 5-3)。

3. 先检查玻璃体，将眼底镜转盘拨到＋8D～＋12D，使眼底镜的光线自 10～20cm 远射入被检眼内，此时通过镜的观察孔可看到被检眼瞳孔区呈现一片橘红色眼底反光，这就是玻璃体。

4. 检查眼底时，将眼底镜转盘转到“0”，从颞侧 15°投入光线，可看清视网膜各个部位(图 5-4)。

5. 若检查者与受检者有一方为屈光不正，眼底看不清，可用食指拨动眼底镜转盘，至看清为止。

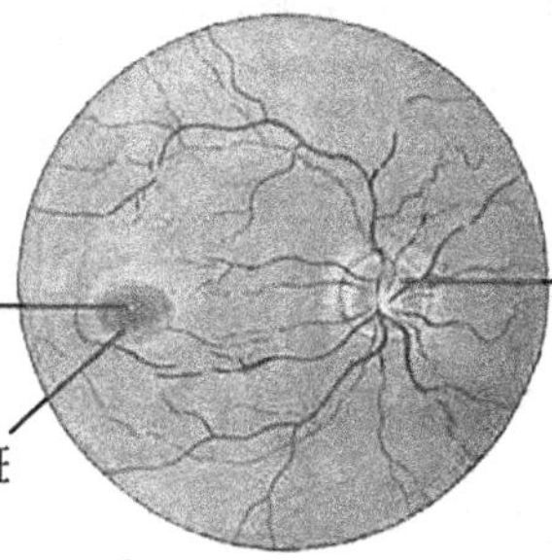

图 5-4　眼底后极部

【注意事项】

1. 眼底检查时，被检查者一般都注视前方，当要观察黄斑时，初学者可令被检者注视光线。

2. 检查者手持眼底镜的方法是食指放在转盘上，其余四指握住眼底镜的柄。

【常见错误】

“三左”、“三右”不能很好执行。

【思考题】

1. 直接眼底镜检查左眼时，操作步骤中“三左”具体指什么？
2. 全身性疾病中，哪些疾病可引起眼底改变？

五、指测眼压法

【目的】

1. 初步估计眼压范围。
2. 有助于判断眼部疾病。

【准备】

检查前洗手。

【操作步骤】

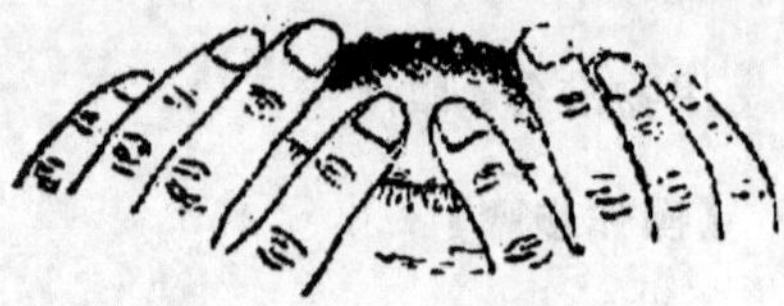

图 5-5　指测眼压法

1. 嘱患者两眼自然向下注视。
2. 检查者用两手食指尖置上睑皮肤面(图 5-5)。
3. 两指交替轻压眼球。
4. 利用检查波动的方式,借指尖感觉眼球的张力,确定其软硬度。
5. 初步估计眼压范围:软硬度如鼻尖,正常;软硬度如唇,眼压低;软硬度如额头,眼压高。

【注意事项】

1. Tn 表示正常眼压,眼压偏高、很高、极高分别用 T_{+1},T_{+2},T_{+3},眼压偏低、很低、极低分别用 T_{-1},T_{-2},T_{-3}表示。
2. 此检查方法不一定十分准确,但方便实用。

【常见错误】

两指交替压眼球时手法太重。

【思考题】

正常眼压是多少毫米汞柱?

六、角膜映光法

【目的】

1. 角膜映光法是检查显性斜视的粗略、简单的方法。
2. 比较适用于幼儿及弱视患者或不能进行详细检查的患者。

【准备】

用物准备:手电筒。

【操作步骤】

1. 在受检者正前方 33cm 处置一灯光，嘱受检者注视灯光。

2. 观察灯光在角膜上的反光点。

3. 如角膜映光点位于两眼瞳孔正中央，则为正位眼，映光点偏向鼻侧为外斜视，映光点偏向颞侧为内斜视。

4. 如果角膜映光点出现于一眼瞳孔正中央，而另眼在瞳孔缘，则偏斜约 15°，如在角膜缘上，则偏斜约 45°，如在角膜中心与角膜缘之间的中点处，则斜视度约为 30°。

【注意事项】

1. 注意受检者视线，嘱受检者注视灯光。

2. 检查者在受检者正对面进行观察。

【常见错误】

角膜映光点在鼻侧角膜上判断为内斜视。

【思考题】

1. 如角膜映光点在角膜缘上，斜视为几度？

2. 俗称“斗鸡眼”是内斜视还是外斜视？

七、滴眼药水法

【目的】

1. 用于预防与治疗眼前部疾病。

2. 用于散瞳或缩瞳及眼表面麻醉等。

【准备】

1. 用物准备：眼药水，棉签。

2. 检查药液是否过期、有沉淀、变色、异味，在使用沉淀性药物时，应振荡摇匀后再用。

3. 滴眼药水前洗手。

【操作步骤】

1. 滴眼药前先将手洗净。

2. 患者取坐位或仰卧位，头稍向后仰并向患眼倾斜。

3. 用左手食指或棉签拉开下睑，嘱患者眼睛向上看。

4. 右手持眼药水，将药液滴入下穹窿部结膜囊内，再用右手将上眼睑轻轻提起后放下，使药液充分分布于结膜囊内，嘱患者轻闭眼，同时按住内眼角（内眦部）数分钟（图 5－6）。

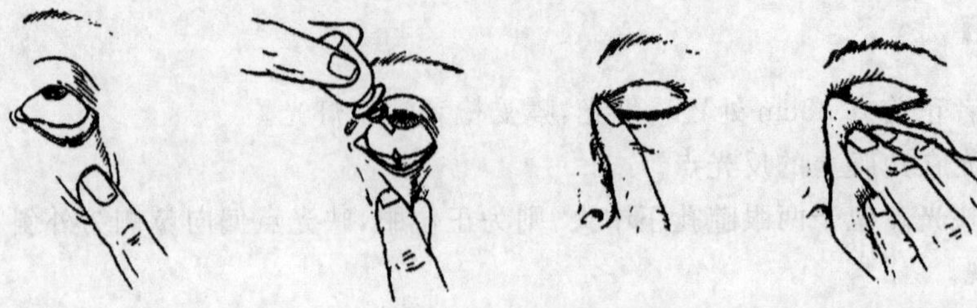

图 5-6 滴眼药水法

5. 用棉签擦去溢出的药液。

6. 嘱患者闭眼 2～3min。

【注意事项】

1. 患者在点眼之前，应用消毒棉签擦净患眼的分泌物、眼泪，以提高疗效。

2. 滴眼药时还应注意不要直接将药液滴在角膜上(黑眼球上)。

3. 配戴隐形眼镜时应避免使用药。

【常见错误】

1. 一次点好几滴。一滴眼药水的量约 30μl，结膜囊内可贮存的容量平常只有 7μl，点药水时最多也只能增加至 30μl，药水一次点一滴就够了。

2. 太过频繁地点眼药水。眼药水一般皆含有防腐剂，频繁使用会对眼球表面造成伤害。

3. 两种或两种以上的眼药水同时滴眼，无时间上的间歇。不同药液使用要间隔 5min，以免影响疗效。

【思考题】

1. 为什么点眼药水后按住内眦部可以减少副作用?

2. 为什么不要直接将药液滴在角膜上?

八、涂眼药膏法

【目的】

1. 药膏在结膜囊内停留的时间较长，可以延长药效。

2. 对眼表疾患可起润滑和衬垫作用，减缓眼刺激症状。

3. 常用于眼前段疾病、手术后、眼外伤、眼睑闭合不全。

【准备】

1. 用物准备：眼药膏。

2. 检查者洗手。

【操作步骤】

1. 患者取坐位或仰卧位，头后仰并向上注视。

2. 操作者用左手手指或棉签拉开下眼睑。

3. 右手将眼膏挤入下穹窿部，注意眼膏管勿触及睫毛及眼睑皮肤。

4. 轻提上、下眼睑后用棉球轻轻按摩眼睑，使眼膏均匀分布于结膜囊内(图 5-7)。

5. 将溢出眼外的眼膏擦掉。

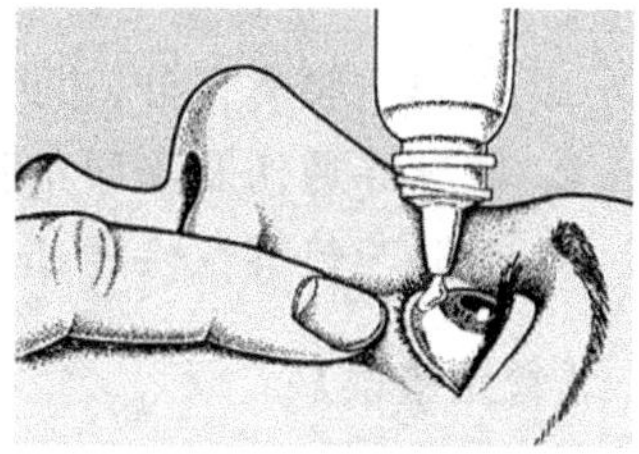

图 5-7　涂眼药膏法

【注意事项】

操作时动作要轻快敏捷，切勿压迫眼球，尤其对角膜溃疡患者更应注意。

【常见错误】

直接用眼膏管涂眼膏时，触及睫毛或眼睑。

【思考题】

对眼睑闭合不全者，在睡眠时涂眼膏起什么作用?

九、结膜囊冲洗法

【目的】

1. 清除眼睑、结膜囊内及角膜浅层的异物及分泌物。
2. 结膜囊冲洗是眼部化学伤的急救措施。

【准备】

1. 用物准备：冲洗壶 1 个，受泪器 1 个，温的生理盐水。
2. 操作者洗手。
3. 如患眼涂有眼膏或分泌物时，用棉签擦干净后再冲洗。

【操作步骤】

1. 患者取坐位或仰卧位，头略后仰并向病眼微倾，患者自持受泪器紧贴于脸颊的颞侧。

2. 操作者右手持冲洗壶，距离眼部的距离为 3～5cm。

3. 嘱患者微闭眼，冲洗眼睑及周围皮肤。

4. 然后操作者用左手的拇指与食指分开上下眼睑暴露部分结膜囊，同时嘱患者尽量睁开眼睛并上下左右充分转动眼球，进行冲洗。

5. 再翻转上下眼睑冲洗结膜面，冲洗时用手指推动上下睑，使穹窿部的分泌物容易被冲出。

6. 冲洗完毕，用消毒纱布擦干眼睑。

【注意事项】

1. 暴露结膜囊充分，达到彻底冲洗的目的。
2. 眼球穿通伤及深层角膜溃疡患者切勿冲洗。
3. 患眼为传染性疾病，应勿使冲洗液流至健眼，用过的冲洗用具应严格消毒。

【常见错误】

冲洗眼睑的结膜面时直接冲洗到角膜，刺激角膜。

【思考题】

1. 结膜囊在哪里？
2. 眼化学伤的急救措施是什么？

十、敷眼法

【目的】

1. 热敷促进炎症的消退。
2. 冷敷收缩血管，减少出血及渗出。

【准备】

用物准备：热水（或冷水），毛巾。

【操作步骤】

1. 用热水（或冷水）浸湿毛巾；
2. 毛巾敷于患眼皮肤处。

【注意事项】

1. 热敷时注意温度适宜，用于眼睑疖肿、角膜炎、巩膜炎、葡萄膜炎、眼外伤（48h 后）的眼睑及结膜瘀血等疾病。

2. 冷敷法用于眼挫伤时的早期止血、急性结膜炎患者等，也可用冰袋外敷。

【常见错误】

冷敷时冻伤皮肤，可用干毛巾包裹冰袋解决。

【思考题】

哪些疾病适合热敷？

第二节　耳鼻喉科基本检查技术及操作技能

一、额镜使用法

【目的】

为耳鼻喉等器官检查提供良好的照明条件。

【准备】

1. 用物准备：立灯(或手电筒)，额镜。
2. 立灯应置于检查者使用眼侧，稍高于患者耳后上方 10～20cm。
3. 检查时体位：患者与检查者相对而坐，两腿各稍微向侧方。受检者正坐，腰部靠检查椅背，上身稍前倾，腰直、头正。

【操作步骤】

1. 额镜借额带固定于前额。
2. 将镜面调整至与额面平行，中央镜孔应正对检查者的右眼或左眼(图 5－8)。
3. 先让光源投射到额镜上，再调整镜面，使光线反射聚焦到检查部位。
4. 检查者视线向正前方通过镜孔，看到反射光束的焦点进行检查(图 5－9)。

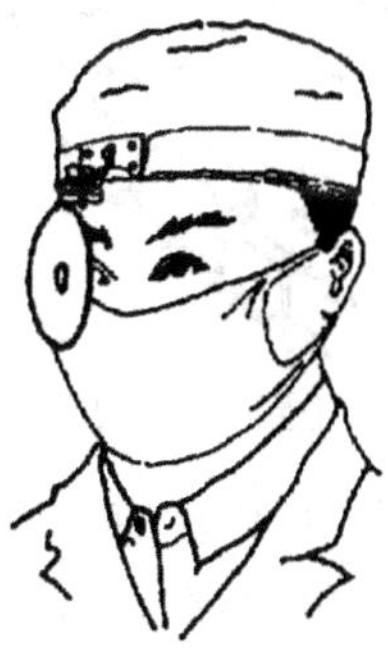

图 5－8　戴额镜法

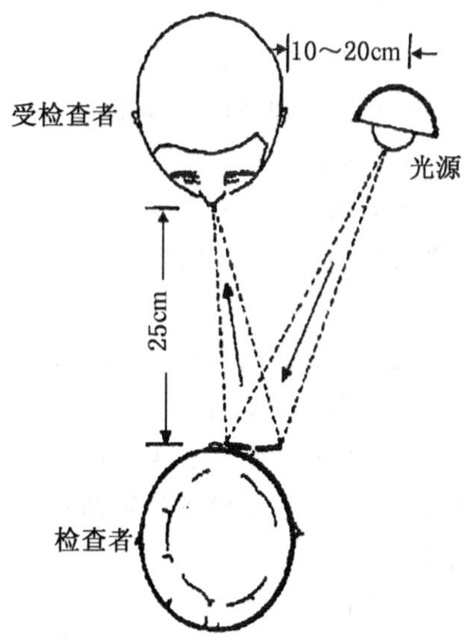

图 5－9　额镜对光法

【注意事项】

1. 应保持瞳孔、镜孔、反光焦点和检查部位成一直线，以便检查部位明亮清晰。

2. 检查时姿势端正，额镜与检查部位宜保持一定距离，光源投射方向与额镜距离、额镜反光角度均应仔细调整准确。

【常见错误】

不能双眼同时睁开进行检查。

【思考题】

额镜检查时，哪些部位应保持在同一条直线上？

二、前鼻镜检查法

【目的】

1. 观察鼻腔各种病变以便作出正确的诊断。

2. 便于鼻腔某些疾病的局部治疗。

【准备】

用物准备：前鼻镜，立灯，额镜，枪状镊等。

【操作步骤】

1. 检查者左手持前鼻镜。

2. 以拇指及食指捏住前鼻镜的关节，一柄置于掌心，另三指握于另一柄上。

3. 将两叶合拢的前鼻镜与鼻底平行伸入鼻前庭并轻轻打开，微调额镜位置，送入光线，操作者进行检查（图 5 - 10）。

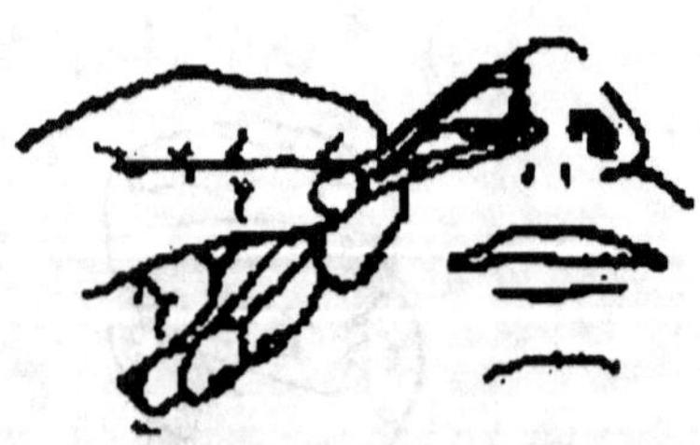

图 5 - 10 持前鼻镜法

4. 第一检查体位：嘱受检者头稍低，观察鼻腔底部、下鼻甲、下鼻道及鼻中隔前下部。

5. 第二检查体位：受检者头后仰 30°，观察鼻中隔中段、中鼻甲、中鼻道和嗅裂中后部。

6. 第三检查体位：受检者头后仰 60°，观察鼻中隔上部、中鼻甲前端、鼻丘、嗅裂和中鼻道的前部（图 5 - 11）。

7. 由低到高逐渐检查，检查完后前鼻镜两叶张开退出鼻腔。

【注意事项】

鼻镜不宜进入过深，以免引起疼痛或损伤鼻中隔黏膜引起出血。

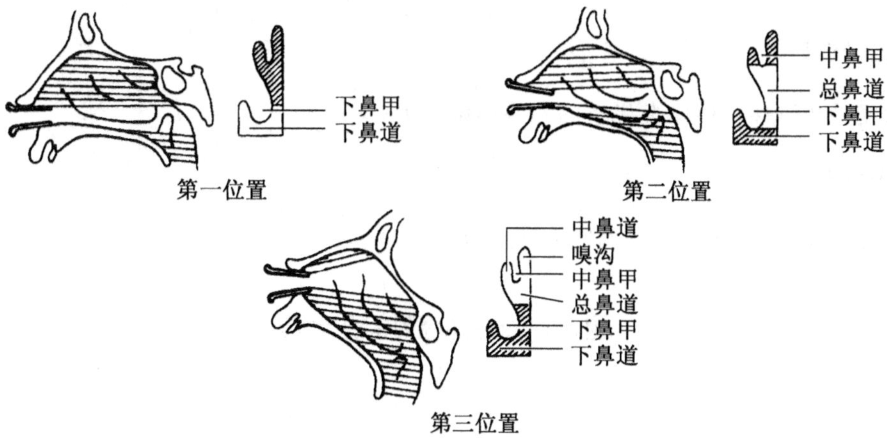

图 5－11　前鼻镜检查的三个体位

【常见错误】

取出鼻镜时未张开双叶，夹住鼻毛引起疼痛。

【思考题】

下鼻甲、下鼻道属于第几检查体位？

三、口咽部检查法

【目的】

用于检查口咽部组织或器官的病变。

【准备】

用物准备：压舌板，额镜，立灯（或手电筒）。

【操作步骤】

1. 先观察口腔情况，如张口运动、唇、牙龈、舌、口腔黏膜、口底、唾液腺开口等情况。

2. 然后用压舌板压舌前 2/3 处，使舌背低下，观察硬腭、软腭及悬雍垂有无充血、肿胀、不对称、溃疡等。

3. 嘱患者发“啊”声，观察软腭运动情况。检查舌腭弓、咽腭弓有无充血、肿胀，扁桃体有无肿大、化脓，咽后壁有无淋巴滤泡增生。

【注意事项】

1. 检查时患者必须头正、端坐，避免因头部偏斜所致的咽部不对称。

2. 临床上一般按扁桃体大小将其分为三度：Ⅰ度，扁桃体不超过咽腭弓；Ⅱ度，扁桃体超过咽腭弓游离缘；Ⅲ度，扁桃体接近中线，两侧几乎相触。

【常见错误】

认为慢性化脓性扁桃体炎患者的扁桃体都肿大。

【思考题】

检查扁桃体时，要注意检查哪些方面内容？

四、外耳道及鼓膜检查法

【目的】

1. 诊断外耳道及中耳疾病的一种方法。
2. 辅助完成某些操作。

【准备】

用物准备：额镜，立灯（或手电筒），耳镜。

【操作步骤】

1. 受检者侧坐，受检耳朝向检查者。
2. 检查者将额镜反光焦点对准外耳道口。
3. 一手的大拇指和食指捏住耳廓，将耳廓向外后上方牵拉（婴幼儿向后下方牵拉），另一手食指向前推压耳屏，以使外耳道变直，用以观察外耳道并看清整个鼓膜形态（图 5－12）。
4. 若有耳毛阻挡看不清楚时，可选用大小适宜的耳镜轻轻旋转置入，并向上、下、左、右各方向转动。

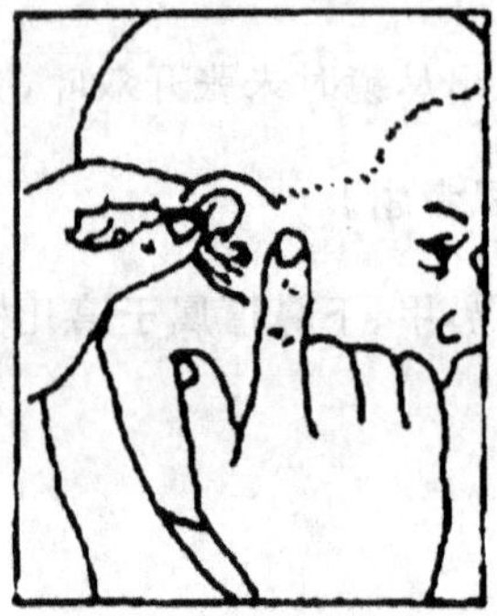

图 5－12　外耳道及鼓膜检查法（双手法）

【注意事项】

检查鼓膜时，应先清除外耳道耵聍及分泌物，有时松弛部病变易为痂皮、碎屑遮盖，极易疏忽误认为正常。

【常见错误】

置入的耳镜太深超过软骨部，骨部受压引起疼痛。

【思考题】

1. 鼓膜的标志有哪些？
2. 急性化脓性中耳炎时鼓膜可能有何变化？

五、音叉试验

【目的】

音叉试验是鉴别耳聋性质最常用的方法。

【准备】

用物准备：一组音叉共五支（C 调倍频程），其振动频率分别为 128Hz、256Hz、512Hz、1024Hz 和 2048Hz。

【操作步骤】

1. 林纳试验（RT 试验）：又称气导骨导对比试验，是比较同侧气导和骨导的一种检查方法。取 C256Hz 的音叉，振动后置于乳突部鼓窦区测其骨导听力，待听不到声音时立即将音叉移置于外耳道口外侧 1cm 外，测其气导听力。若仍能听到声音，则表示气导比骨导时间长（AC>BC），称林纳试验阳性（RT“＋”）；正常听力或感音神经性耳聋患者 RT 为“＋”。反之，若骨导比气导时间长（BC>AC），则称林纳试验阴性（RT“－”），为传导性耳聋（图 5 - 13）。

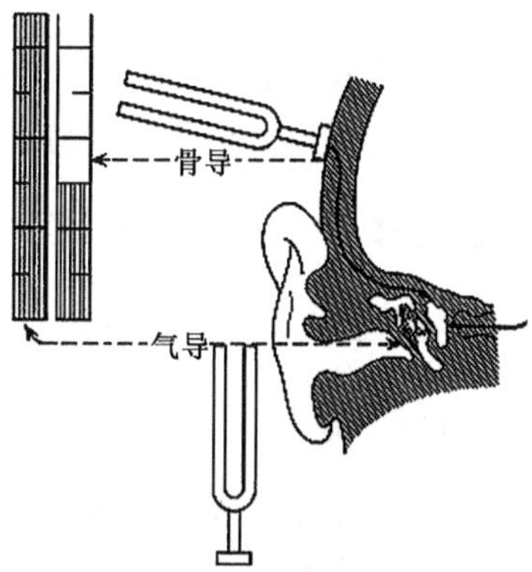

图 5 - 13　RT 试验

2. 韦伯试验（WT 试验）：又称骨导偏向试验，系比较两耳骨导听力的强弱。取 C256 Hz 或 C512 Hz 振动的音叉柄底置于前额或头顶正中，让患者比较哪一侧耳听到的声音较响。若为传导性耳聋，患耳的耳导要比健耳强，声音偏向患耳；感音神经性聋时因患耳感音器官有病变，故健耳听到的声音较强，从而使声音偏向健耳（图 5 - 14）。

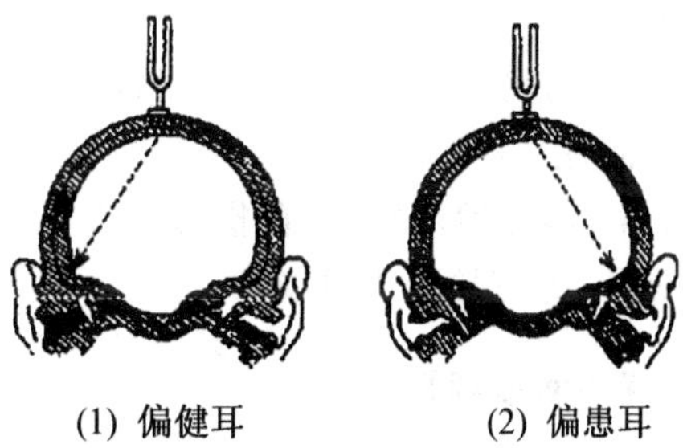
(1) 偏健耳　　(2) 偏患耳

图 5 - 14　WT 试验

3. 施瓦巴赫试验（ST 试验）：又称骨导对比试验，为比较正常人与患者骨导的时间，将振动的 C256Hz 音叉柄底交替置于患者和检查者的乳突部鼓窦区加以比较。正常者两者相等；若患者骨导时间较正常耳延长，为施瓦巴赫试验延长（ST“＋”），为传导性聋；若患者骨导时间较正常者短，则为骨导对比试验缩短（ST“－”），为感音神经性聋。

【注意事项】

1. 敲击音叉时，应击动音叉臂的上 1/3 处。

2. 检查气导时应把振动的音叉上 1/3 的双臂平面与外耳道纵轴一致，并与外耳道口同高，距外耳道口约 1cm。

3. 检查骨导时则把柄底置于颅面。

【常见错误】

1. 敲击音叉时用力过猛或敲击台桌硬物，产生泛音。应敲击在身体的肘关节、膝关节等处。
2. 振动的音叉触及周围任何物体，导致振动消失。

【思考题】

1. 传导性聋时韦伯试验的结果是什么？
2. 感音神经性聋时施瓦巴赫试验的结果是什么？

六、滴鼻法

【目的】

1. 用于鼻腔、鼻窦疾病的检查、治疗。
2. 用于中耳炎的辅助治疗。

【准备】

用物准备：各种滴鼻液。

【操作步骤】

1. 患者取仰卧位或坐位。

2. 卧位者仰卧于床上，枕头垫在肩或背部，然后头尽量往后仰；坐位者头往上仰，操作者用拇指将患者鼻尖向上翘起。

3. 药水摇匀后滴鼻，滴鼻液距前鼻孔约 1～2cm，滴入鼻腔 2 滴左右(图 5－15)。

4. 滴完后用拇指、食指轻捏双侧鼻翼数次，保持此体位数分钟，方可抬起头或换位。

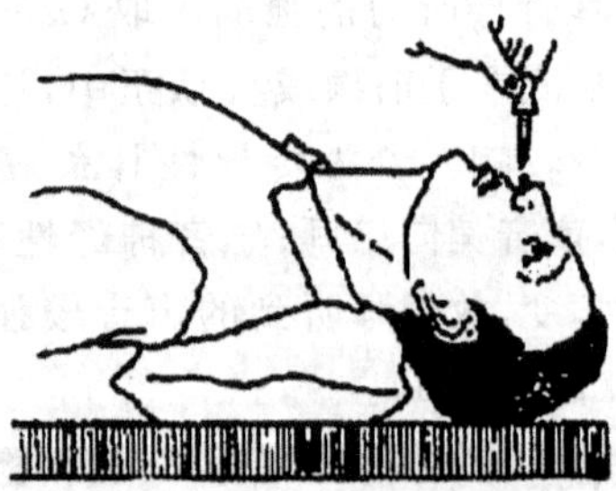

图 5－15　滴鼻法

【注意事项】

保持滴鼻液口的清洁。

【常见错误】

滴鼻液滴后马上变换体位。

【思考题】

急性化脓性中耳炎为什么要用 1%麻黄素滴鼻剂？

七、鼻腔冲洗法

【目的】

用于鼻腔的清洁，清除鼻腔内痂皮及分泌物。

【准备】

1. 用物准备：冲洗器、橡皮管、夹子、洗鼻用橄榄头、吊架、盛水器、生理盐水或其他药液、纱布。

2. 冲洗前应向患者作必要解释。

【操作步骤】

1. 患者取坐位，面前放盛水器，头向前。

2. 将盛有温生理盐水 300～500ml 的冲洗器挂于墙上，冲洗器底部与患者头顶等高，让水自然流出。

3. 患者张口自然呼吸，手持橄榄头，塞在一侧前鼻孔，放开夹子，使水缓缓冲入鼻腔而由对侧鼻孔排出（部分流入咽部，吐出即可）（图 5－16）。

4. 两侧交替进行，先冲洗鼻腔堵塞较重的一侧，再冲洗对侧。

5. 洗毕，头向前倾，让鼻腔内残余盐水排出，然后双侧分别轻轻揭鼻，以助排净。

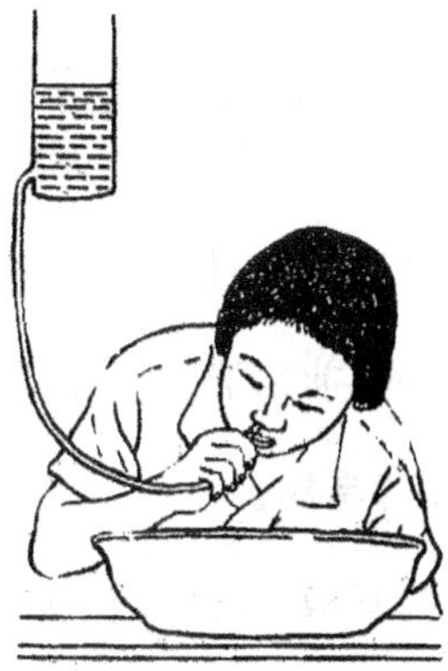

图 5－16　鼻腔冲洗法

【注意事项】

1. 若冲洗时出现咳嗽、呕吐、喷嚏等不适现象，应立即停止，稍待片刻后再冲洗。

2. 急性鼻炎时不宜冲洗。

【常见错误】

冲洗器底部高于患者头顶。冲洗器挂得高则压力大，水将灌入咽鼓管内，可导致中耳感染。

【思考题】

鼻腔冲洗时为什么要选择温的生理盐水？

八、滴耳法

【目的】

用于各种外耳道感染、耵聍栓塞、化脓性中耳炎的治疗。

【准备】

1. 用物准备：滴耳液，耳用小棉签。

2. 向患者作必要的解释。

【操作步骤】

1. 患者取坐位或卧位，患耳朝上(图 5－17)。

2. 检查者左手将耳廓向后上方轻轻牵拉。

3. 右手持滴耳液向外耳道内滴入药液 2～3 滴，尽可能滴向外耳道后壁。

4. 用手指轻按耳屏数次，促使药液流入外耳道深处。

5. 数分钟后方可变换体位。

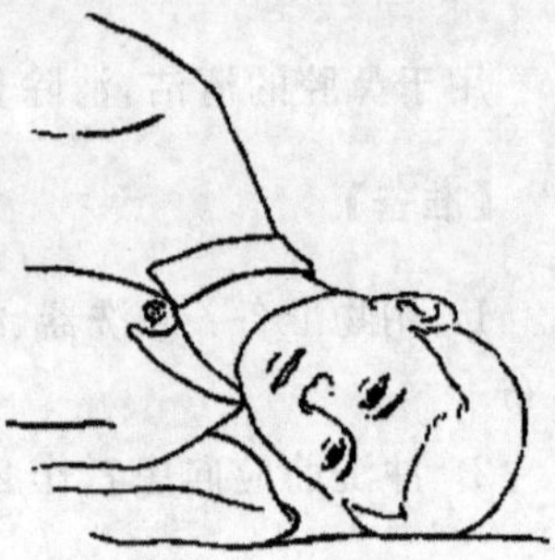

图 5－17　滴耳法体位

【注意事项】

1. 滴耳药液温度应尽可能与体温接近，以免引起眩晕。

2. 滴耳液口不要接触外耳道皮肤。

【常见错误】

用药前未清洗外耳道及中耳腔内脓液，使病变部位达不到有效的药物浓度。

【思考题】

滴耳液滴耳时，药物滴在外耳道哪个部位较合适？为什么？

九、鼻腔简易止血法

【目的】

用于鼻腔前端出血的止血。

【准备】

用物准备：棉球。

【操作步骤】

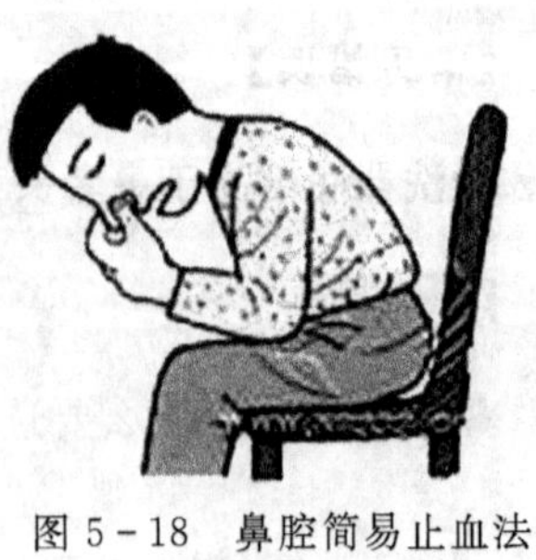

图 5－18　鼻腔简易止血法

1. 患者应取坐位或半坐位，头稍前倾。

2. 嘱患者尽量吐出流入口中的血液。

3. 操作者用拇指和食指捏紧两侧鼻翼 10～15min(图 5－18)。

4. 或用干净棉球或质地柔软的纸球塞入出血鼻孔，以助压迫止血。

【注意事项】

大部分鼻出血的部位在鼻中隔前端，故可用简易止血法。

【常见错误】

鼻出血时患者头后仰。头后仰易使鼻腔的血流到嘴里，使鼻腔里的血不容易凝固止血，同时流到嘴里的血被咽到胃里，会刺激胃引起呕吐，并且不易估计出血量。

【思考题】

鼻腔简易止血法的原理是什么？

第三节　口腔科基本检查技术及操作技能

一、牙位记录法

【目的】

临床上用一种简单明了的符号来表示每个牙的部位和名称。

【准备】

用物准备：手电筒，压舌板。

【操作步骤】

1. 牙列分区：以“＋”符号将上下牙弓分为四个区，符号的水平线用以区分上下颌，竖直线表示中线，用以区分左右。“┘”代表右上区（A 区），“└”代表左上区（B 区），“┐”代表右下区（C 区），“┌”代表左下区（D 区）。

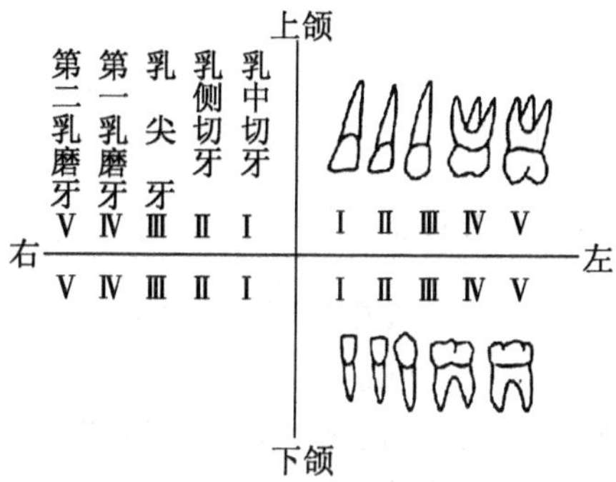

图 5－19　乳牙牙位记录法

2. 乳牙牙位记录法：乳牙的临床牙位用罗马数字表示，也可用英文字母表示（图 5－19）。

3. 恒牙的牙位记录法：用阿拉伯数字表示（图 5－20）。

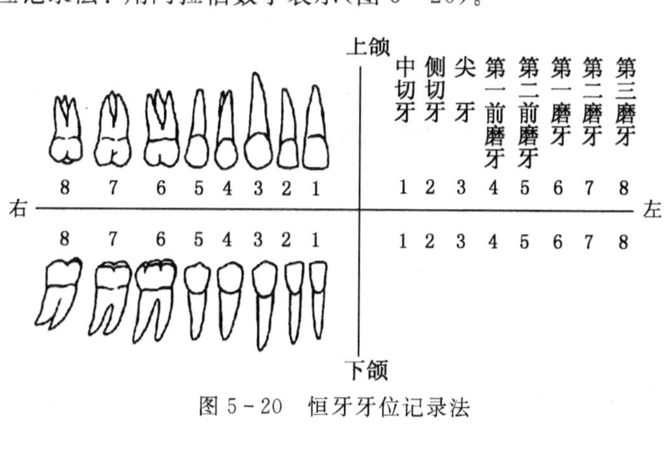

图 5－20　恒牙牙位记录法

4. 如左下颌第一磨牙记录为$\begin{array}{c|c} & \\ \hline & 6 \end{array}$。

【注意事项】

1. 乳牙用罗马数字(或英文字母)表示。
2. 恒牙用阿拉伯数字表示。

【常见错误】

用牙位记录法记录牙齿时左右侧混淆。

【思考题】

1. 用牙位记录法表示：左上颌第一乳磨牙。
2. 用牙位记录法表示：右下颌尖牙。

二、口腔检查法

【目的】

口腔检查是诊断口腔颌面部疾病的基础。

【准备】

用物准备：手电筒，压舌板。

【操作步骤】

1. 用压舌板撑开颊部黏膜，用手电筒照明，依次检查口腔前庭及牙体、牙列等。
2. 口腔前庭检查：依次检查唇、颊、牙龈黏膜、唇颊沟及唇颊系带等，注意有无颜色异常、质地改变、瘘管、溃疡、伪膜、组织坏死或新生物、腮腺导管乳头有无异常，特别对牙龈线形红斑、坏死性牙周炎、口炎、白念菌感染等要有足够的重视。
3. 牙及咬合检查：牙的颜色、形态、大小、数目、有无缺损、着色、软垢、充填体等。咬合关系是否正常，有无咬合干扰。

【注意事项】

1. 口腔检查时，应具备整体观念，把口腔检查作为全身检查的一部分。
2. 要重点检查牙齿、牙周、口腔黏膜等部分。

【常见错误】

口腔黏膜检查不仔细。

【思考题】

正常的咬合关系是怎样的？

三、口腔卫生保健法

【目的】

1. 在于控制菌斑，消除软垢和食物残渣。

2. 增强生理性刺激，以使口腔有一个清洁健康的良好环境，从而达到发挥其生理功能、增进口腔健康的目的。

【准备】

用物准备：水，牙刷，牙线。

【操作步骤】

1. 漱口：提倡饭后清洁水漱口，正确的漱口方法应该是将漱口水含在嘴里，后牙咬紧，利用唇颊部，也就是腮帮子的肌肉运动，使漱口水通过牙缝，这样才能达到漱口的作用。

2. 刷牙："三三三"刷牙法，每天 3 次，3 个面，刷 3min/次；采用竖刷法或水平颤动刷牙法（图 5－21）。

3. 洁牙间隙：用牙线，去除牙间隙的食物残渣和软垢。

4. 牙龈按摩：刷牙时，将刷毛压于牙龈上，牙龈受压暂时缺血，当刷毛放松时局部血管扩张充血，反复数次，使血液循环改善，增强抵抗力。

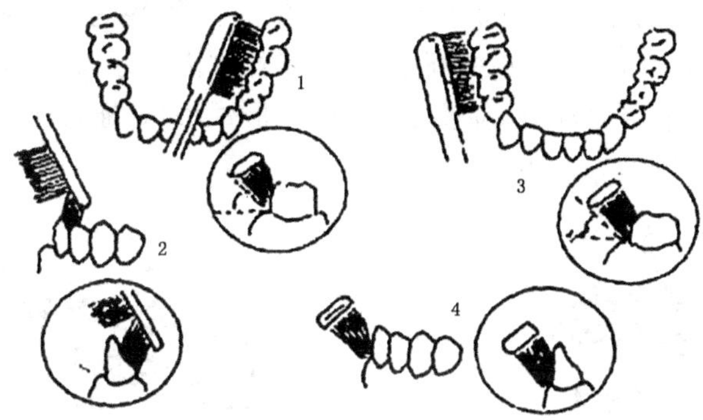

1. 下后牙内侧：从左后牙→前牙→右后牙　2. 下后牙内侧：牙刷竖直，用刷头前部刷毛向上刷
3. 下后牙外侧：从右后牙→前牙→左后牙　4. 下前牙外侧：牙刷横放，与牙面呈45°角

图 5－21　水平颤动刷牙法

【注意事项】

刷牙要坚持"三三三"刷牙法。

【常见错误】

采用横刷法刷牙。

【思考题】

机械性去除菌斑最常见的有效方法是什么？

（陈利丽）

第六章　急救基本技能

第一节　通　气

【目的】

适用于各种紧急情况下保持呼吸道通畅。

【操作步骤】

方法一：头后仰

1. 患者取仰卧位，头、颈、胸处于同一轴线，双肩略垫高。

2. 操作者一手置于患者前额，然后用手掌推头，使头后仰，将另一手的手指置于颏附近的下颌骨下方，提起下颌，使颏上抬(仰头提颏法)。或者操作者一手置于伤员前额向下用力，一手置于颈后向上用力，双手用力配合，使头后仰(仰头抬颈法)。通过上述方法达到伸直呼吸道，保持通气的目的(图 6－1)。

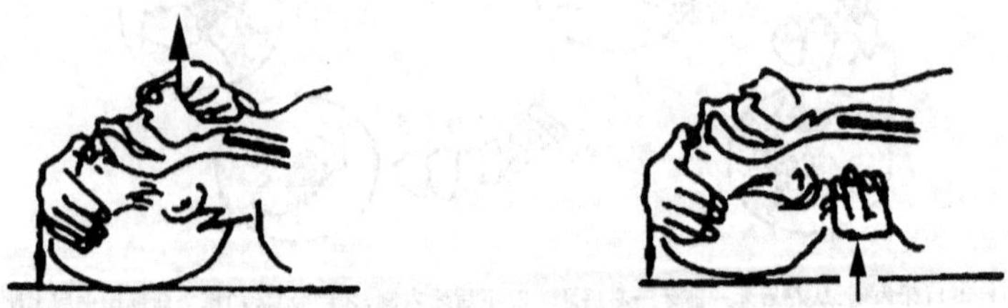

图 6－1　头后仰的操作法

注意：如怀疑患者有颈椎损伤时，不可用上述方法，可选择推举下颌法(操作者位于患者头顶侧，双手分别放于患者头部两侧，手指置于患者下颌角下方并用双手提起下颌，将患者下颌骨向前移动)。

方法二：指抠口咽法

操作者一手用拇指、食指拉出患者舌头，另一手食指伸入患者口腔和咽部，迅速将血块等异物抠出。

方法三：击背法

1. 使患者上半身倾斜。

2. 操作者一手支撑患者胸骨部，用另一手掌猛击患者背部两肩胛骨之间，促使咳嗽，将上呼吸道的堵塞物咳出。

方法四：海姆立克法

1. 操作者站在患者身后，将两手环绕在患者腰部（图 6－2）。
2. 一手握拳，将握拳拇指一侧放在患者正中线脐上的腹部。
3. 另一手握住攥紧拳的手（图 6－3），向上快速按压患者的腹部。
4. 重复步骤 3，直到异物排出。

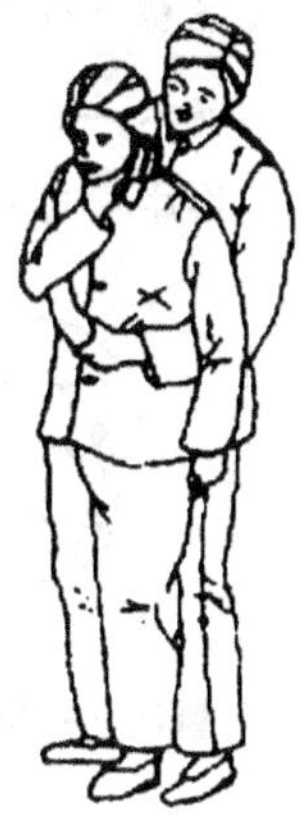

图 6－2

【常见错误】

使用海姆立克手法的操作 3 步骤时，用拳击患者的腹部或者是挤压胸廓。

【注意事项】

1. 若怀疑患者有颈椎损伤时，应避免头过分后仰，更不可左右转动颈部，若必须转动，则应多人协作保持头、颈、胸在同一轴线上转动。

2. 在通气时，若患者有呕吐，应将其头部偏向一侧，防止呕吐物误吸入肺，引起窒息和其他并发症。

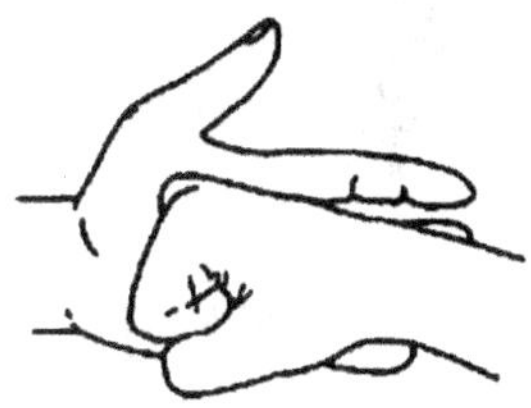

图 6－3

3. 对于各种呼吸道急性阻塞引起窒息，使用上述方法失败者，可使用其他较复杂的方法，如环甲膜穿刺、气管切开或气管内插管等。

4. 异物梗阻引起窒息的患者，不能说话、不能呼吸，需要紧急救护，但不要去扣击患者的背部，否则将使情况恶化，可立即采用海姆立克手法。

【思考题】

常用的现场解除呼吸道梗阻的方法有哪几种？

第二节　止　血

【目的】

在各种紧急情况下院前急救止血。

【准备】

1. 了解、熟悉患者病情。

2. 消毒用品、无菌纱布、绷带、三角巾、止血带等，视现场情况亦可用清洁毛巾、手绢、布单、衣物等替代。

【操作步骤】

方法一：加压包扎法

用敷料盖住伤口，再用绷带加压包扎。

注意：本方法常用于一般的伤口止血，并应注意包扎要松紧适度。

方法二：指压止血法

将中等或较大的动脉压在深面骨骼的表面(图 6－4)。

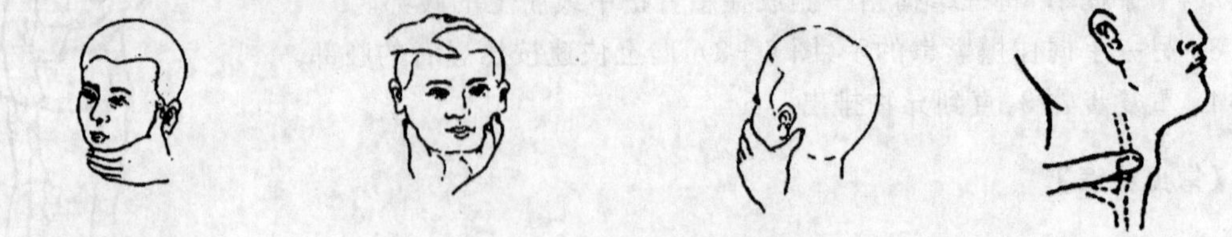

颞浅动脉指压点　　面动脉指压点　　枕动脉指压点　　颈总动脉出血指压点

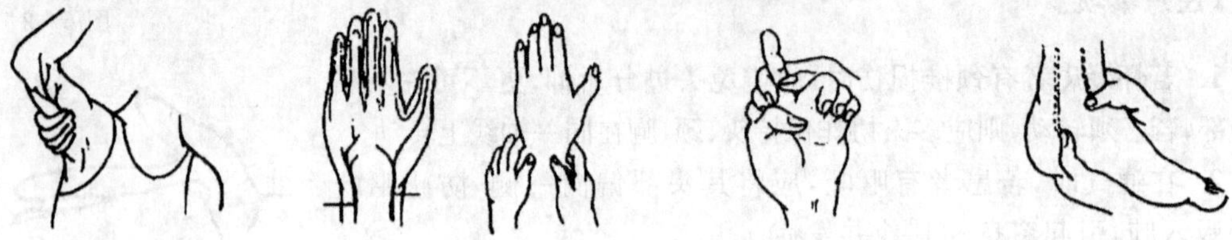

肱动脉指压点　　桡、尺动脉指压点　　指动脉压迫点　　足部出血指压点

图 6－4　体表主要动脉压迫点

注意：本方法适用于头、面、颈部及四肢的动脉出血急救，此法仅用于短时间内控制动脉血流，应尽早采用其他方法止血。

方法三：填塞止血法

用大块纱布条、绷带等敷料填充在伤口内，外面再加压包扎。

注意：本方法常用于深部伤口出血，如肌肉、骨端等。

方法四：加垫屈肢止血法

适用于无骨折的四肢出血，用绷带卷、衣物卷等做成的垫子放在腋窝、肘窝、腘窝等部位，而后屈曲相应的肢体并固定。例如，前臂出血时，在肘窝部加垫、屈肘；上臂出血时，在腋窝内加垫，上臂紧靠胸壁(图 6－5)。

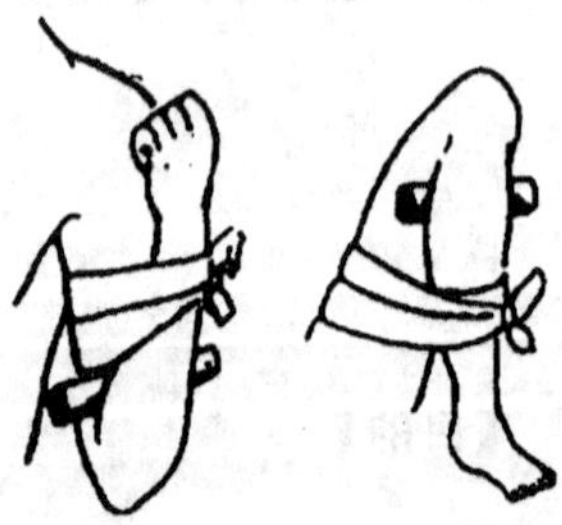

图 6－5　加垫屈肢止血法

方法五：止血带止血法

以橡皮止血带(1m 左右的橡皮管)为例：先在止血带缚扎处垫上数层纱布，再以左手拇指、食指持止血带头端，另一手拉紧止血带绕肢体缠 2 圈，并将止血带末端压在紧缠的橡皮管下固定(图 6－6)。

注意：本方法适用于暂不能用其他方法控制的四肢大血管损伤性出血。

【注意事项】

1. 加压包扎止血法是院前用于急救止血最直接、最常用、也是最简单的方法。

2. 若四肢出血，应抬高患肢。

3. 填塞止血法所用的填塞物一定要尽量无菌或干净，并且应使用大块的敷料，以便既能保证止血效果，又能尽可能避免在随后的进一步处理中遗漏填塞物在伤口内。此法的缺点是止血不甚彻底且易增加感染机会。

4. 加垫屈肢止血法对伤员痛苦较大，不宜首选，且疑有骨折时忌用此法。

5. 使用止血带应注意：

(1) 扎止血带时间越短越好，一般每隔 0.5～1h 左右放松 2～3min，且总缚扎时间最长不宜超过 3h。

(2) 缚扎止血带松紧度要适宜，以出血停止、远端摸不到动脉搏动为准。过松达不到止血目的，且会增加出血量；过紧易造成肢体肿胀和坏死。

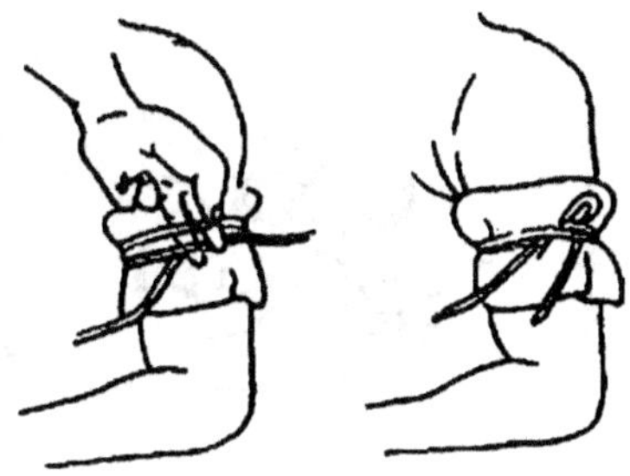

图 6－6　橡皮止血带止血法

(3) 缚扎部位原则上：上臂应在中上 1/3 处；大腿应在中下 1/3 处。

(4) 止血带能有效地控制四肢出血，但损伤最大，可致肢体坏死、急性肾功能不全等严重并发症，故应尽量少用。

(5) 紧急情况下可用布带、有弹性绳索等代替橡皮管，可采用绞紧法缚扎止血带。

【思考题】

1. 常用的现场止血的方法有哪几种？
2. 止血带使用的注意事项有哪些？

第三节　包　扎

【目的】

保护伤口、帮助止血、减少污染、固定敷料、固定骨折与关节、减少疼痛。

【准备】

1. 了解、熟悉患者病情。
2. 绷带、三角巾等，根据现场情况亦可用清洁布单、衣物等替代。

【操作步骤】

方法一：绷带包扎法

一般用于四肢和头部伤。有环形包扎法、螺旋及螺旋反折包扎法、“8”字形包扎法和头顶双绷带包扎法等。先在创口覆盖无菌纱布，然后从远端开始，先环形包扎两周固定，再向近端包扎。

1. 环形包扎法：第一圈作稍斜缠绕，第二、三圈作环行重叠缠绕，并将第一圈斜出的绷带角压于环行圈内，然后重复缠绕，最后用胶布将绷带尾端固定，也可将绷带尾部剪成两头并打结(图 6－7)。

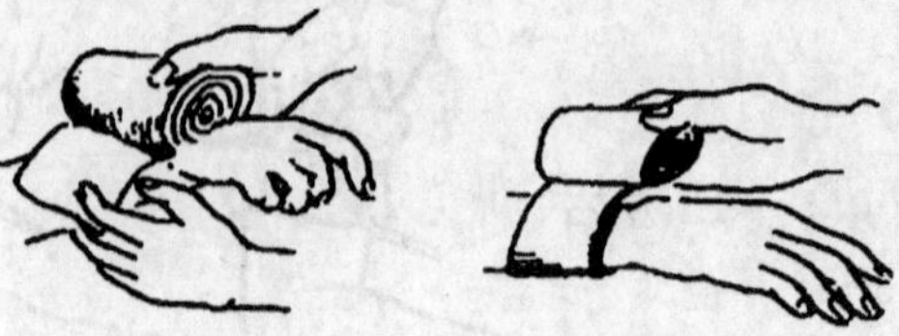

图 6－7　环行包扎法

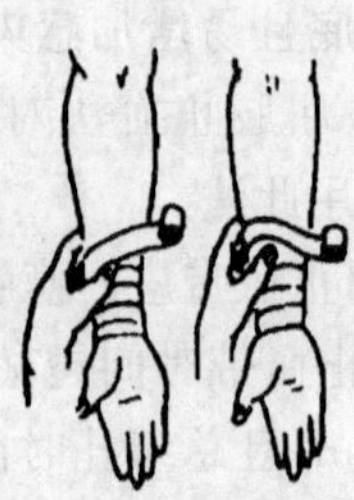

图 6－8　螺旋形包扎法

2. 螺旋形包扎法：先环行包扎数圈，然后将绷带渐渐地斜旋上升缠绕，每圈盖过前圈 1/3 或 2/3，即螺旋形上缠(图 6－8)。

3. 螺旋反折包扎法：先将绷带按环行缠绕数圈，再作螺旋形包扎，待到肢体较粗处，将每圈绷带反折盖住前圈的 1/3 或 2/3(图 6－9)。此法主要用于粗细不等的四肢如前臂、小腿等。

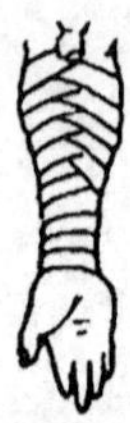

图 6－9　螺旋反折包扎法

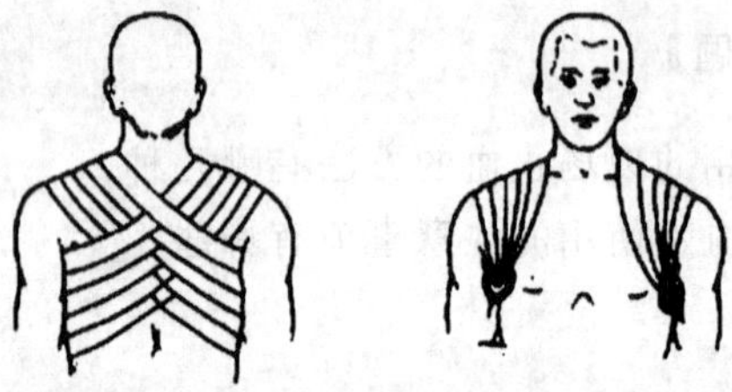

图 6－10　“8”字形包扎法

4. “8”字形包扎法：将绷带一圈向上、一圈向下作“8”字形来回缠绕(图 6－10)。此法适用于四肢各关节处的包扎。

方法二：三角巾包扎法

三角巾制作简单、方便(图 6－11)，包扎时操作简捷，几乎能适应全身各个部位，但不便于加压，也不够牢固。

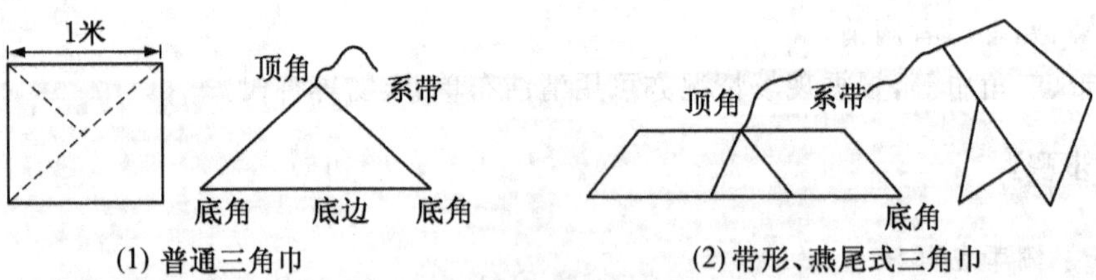

(1) 普通三角巾　　(2) 带形、燕尾式三角巾

图 6－11 三角巾

1. 三角巾风帽式包扎法：将三角巾顶角打结放在前额，底边中点打结放在枕部，底边两角拉紧包住下颌，再绕至枕骨结节下方打结(图 6－12)。此法适用于包扎头顶部和两侧面、枕部的外伤。

2. 三角巾帽式包扎法：将三角巾底边折叠约两横指宽，底边正中放在前额，两底角包到头的后方相互交叉，打平节，再绕至前额打结(图 6－13)。

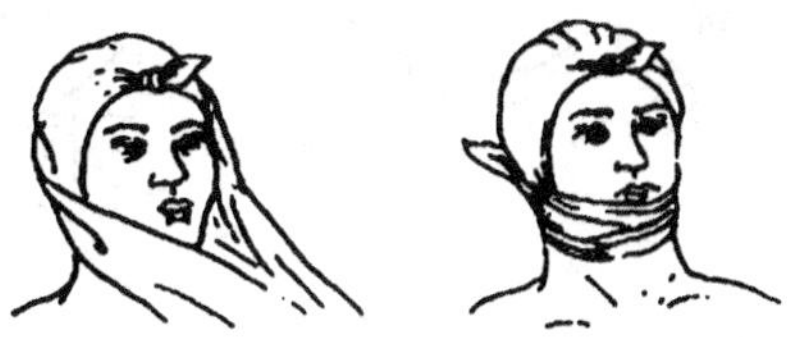

图 6－12　三角巾风帽式包扎法

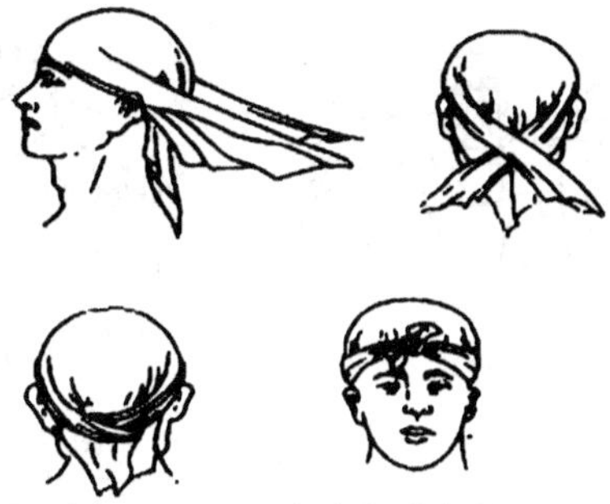

图 6－13　三角巾帽式包扎法

3. 三角巾面具式包扎法：把三角巾顶角打结放在头顶正中，两手拉住底角罩住面部，然后两底角拉向枕后交叉，最后在前额部打结。在眼、鼻和口处提起三角巾剪成小孔（图 6－14）。

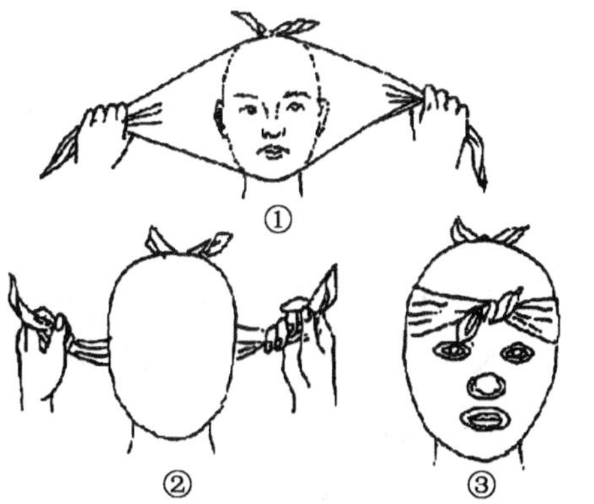

图 6－14　三角巾面具式包扎法

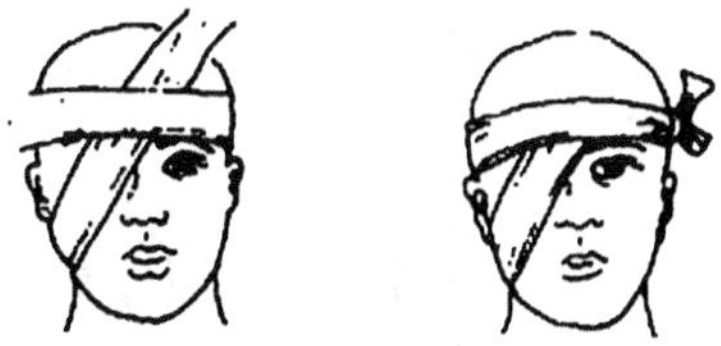

图 6－15　单眼三角巾包扎法

4. 单眼三角巾包扎法：将三角巾折成带状，以其 2/3 斜放在伤侧眼睛的下方，下端从耳下至枕部，再经健侧耳上至前额，压住另一端，再绕经伤侧耳上、枕部至健侧耳上与带巾另一端在健耳上打结固定（图 6－15）。

5. 胸背部三角巾包扎法：三角巾底边向下，左右底角绕过胸部以后在背后打结，其顶角放在伤侧肩上，系带穿过三角巾底边并打结固定（图 6－16）。如为背部受伤，包扎方向相同，只要在前后面交换位置即可。

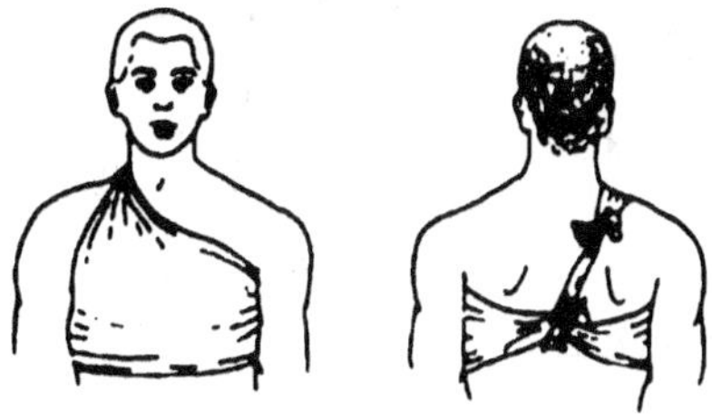

图 6－16　胸背部三角巾包扎法

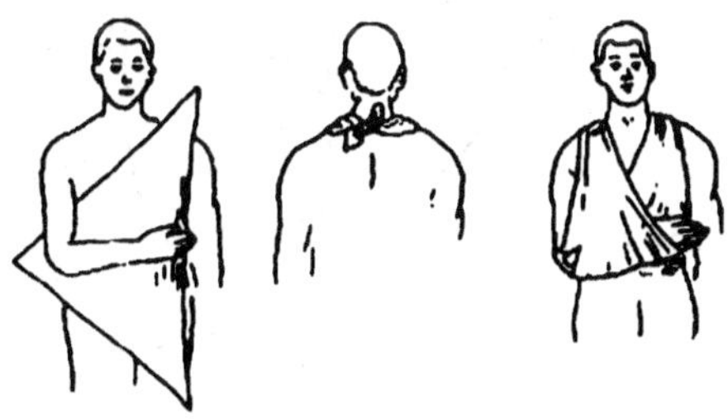

图 6－17　前臂大悬吊带

6. 前臂大悬吊带：先将三角巾平展于胸前，顶角对着伤侧肘关节稍外侧，与肘部平行，屈曲伤肢，然后将三角巾下端提起，两端绕到颈后打结，顶角反折用别针扣住（图 6－17）。此法适用于前臂外伤或骨折。

7. 手部三角巾包扎法：将带状三角巾的中段紧贴手掌，将三角巾在手背交叉，三角巾的两端绕至手腕交叉，最后在手腕绕一周打结固定（图 6－18）。

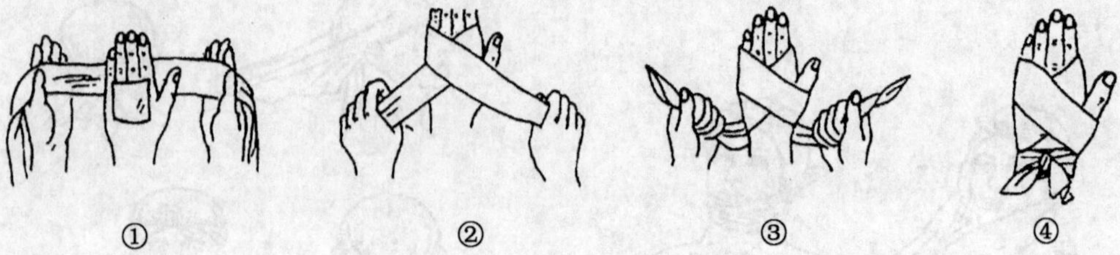

图 6-18　手部三角巾包扎法

8. 肩部三角巾包扎法：先将三角巾放在伤侧肩上，顶角朝上，两底角拉至对侧腋下打结，然后操作者一手持三角巾底边中点，另一手持顶角，将三角巾提起拉紧，再将三角巾底边中点由前向下、向肩后包绕，最后顶角与三角巾底边中点于腋窝处打结固定(图 6-19)。

9. 残肢三角巾包扎法：将三角巾铺平，残肢放在三角巾上，使其对着顶角，并将顶角反折覆盖残肢，再将三角巾底角交叉，绕肢打结(图 6-20)。

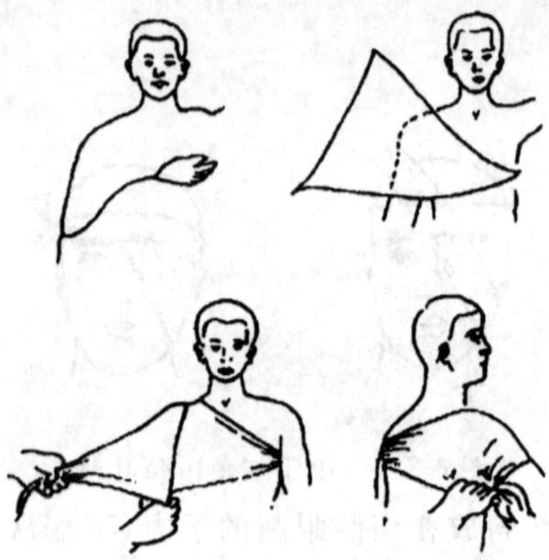

图 6-19　肩部三角巾包扎法

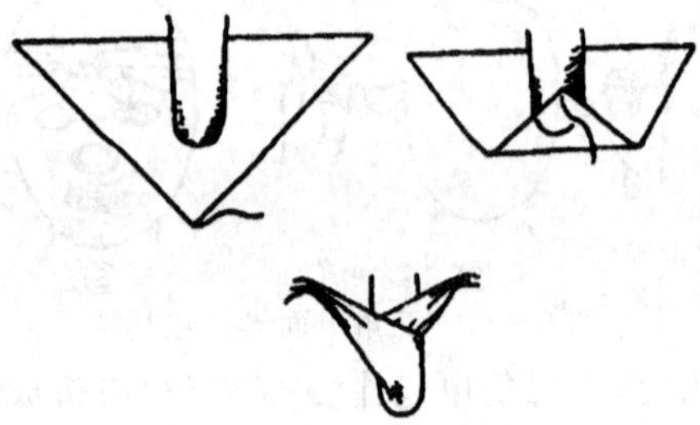

图 6-20　残肢三角巾包扎法

10. 下腹及会阴部三角巾包扎法：将三角巾底边横放于下腹部，左右底角包绕腰部打结，顶角兜住会阴部在臀部打结固定(图 6-21)。

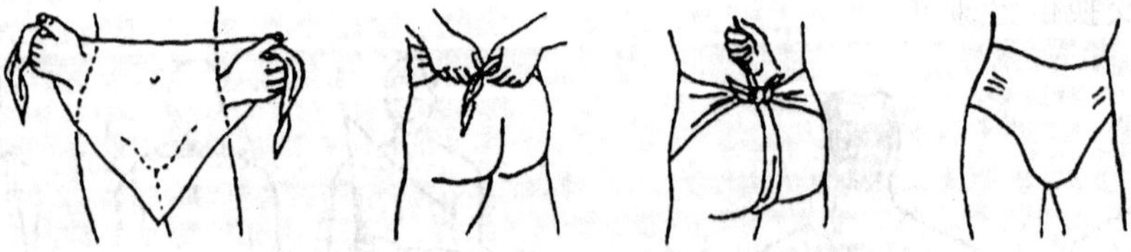

图 6-21　下腹及会阴部三角巾包扎法

方法三：几种特殊伤的包扎法

1. 开放性颅脑损伤包扎法：颅脑伤有脑组织膨出时，不要随意还纳，应该用等渗盐水浸湿了的大块无菌敷料覆盖后，再扣以无菌换药碗，以防止脑组织进一步脱出，然后再进行包扎固定(图 6-22)。同时将伤员取侧卧位，并清除其口腔内的分泌物、黏液或血块，保持呼吸道通畅。

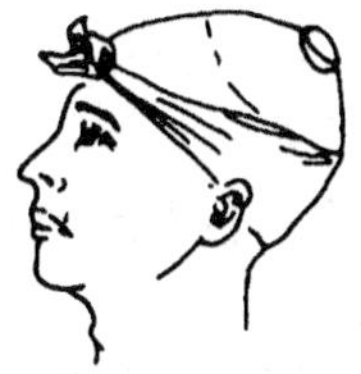

图 6－22　开放性颅脑损伤包扎法

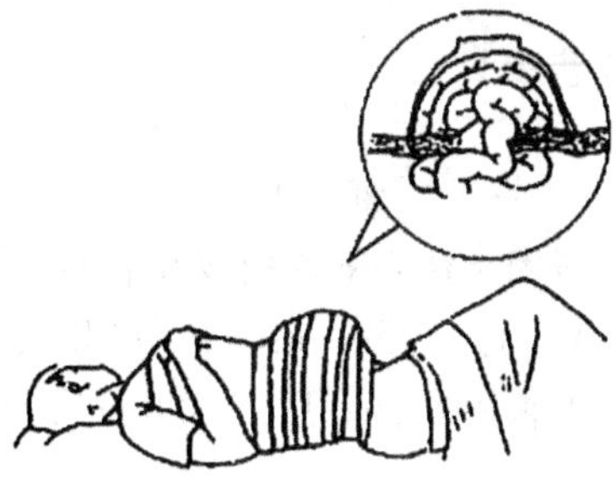

图 6－23　腹部内脏脱出包扎法

2. 开放性气胸包扎法：在胸部贯通伤、开放性气胸时，应立即以大块无菌敷料堵塞封闭伤口，帮助止血，将开放性气胸变为闭合性气胸，防止纵隔扑动和血流动力学的严重改变危及生命。在转送医院的途中，伤员应该取半卧位。

3. 腹部内脏脱出包扎法：腹部外伤有内脏脱出时，不要还纳，应该用等渗盐水浸湿了的大块无菌敷料覆盖后，再扣上无菌换药碗或无菌的盛物盆等，以阻止肠管等内脏的进一步脱出，然后再进行包扎固定（图 6－23）。如果脱出的肠管已破裂，则直接用肠钳将穿孔破裂处钳夹后一起包裹在敷料内。

注意：一定要将直接覆盖在内脏上的敷料用等渗盐水浸透，以免粘连，造成肠浆膜或其他内脏损伤，发生肠梗阻或其他远期并发症。

4. 异物插入体内的包扎法：刺入体内的刀或其他异物，不能立即拔除，以免引起大出血。应该用大块敷料支撑异物，然后用绷带固定敷料以控制出血。在转运途中需小心保护，并避免移动。

【注意事项】

1. 包扎材料尤其是直接覆盖伤口的纱布最好应严格无菌，没有无菌敷料则尽量应用相对清洁的材料，如干净的毛巾、床单、布类等。

2. 包扎不能过紧或过松，打结或固定的部位应尽量在肢体的外侧面或前面。

【思考题】

关于绷带和三角巾包扎方法你掌握了哪几种？

第四节　四肢骨折现场急救外固定技术

【目的】

急救时的固定主要是对骨折临时固定，防止骨折断端活动刺伤血管、神经等周围组织造成继发性损伤，并减少疼痛，便于抢救运输和搬运。

【准备】

1. 用木质、铁质、塑料制成的夹板或固定架。

2. 就地取材，选用适合的木板、竹竿、树枝、纸板等简易材料。

【操作步骤】

方法一：上臂骨折固定

1. 夹板固定法：将夹板放在骨折上臂的外侧，用绷带固定；再固定肩肘关节，用一条三角巾悬吊前臂于胸前，另一条三角巾围绕患肢于健侧腋下打结。

2. 无夹板固定法：用三角巾先将伤肢固定于胸廓，然后用三角巾将伤肢悬吊于胸前（图 6－24）。

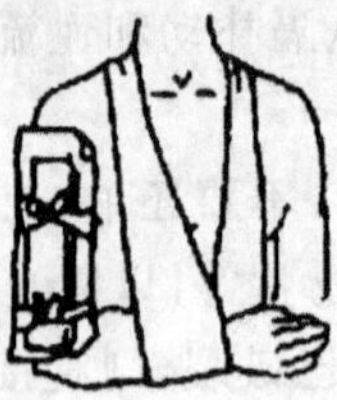

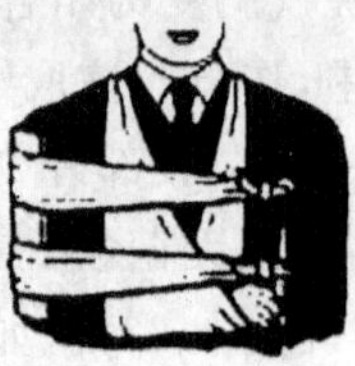

图 6－24　上臂骨折临时固定法

方法二：前臂骨折固定

1. 夹板固定法：将夹板置于前臂四周，然后固定腕、肘关节，用三角巾将前臂屈曲悬吊于胸前，用另一条三角巾将伤肢固定于胸廓（图 6－25）。

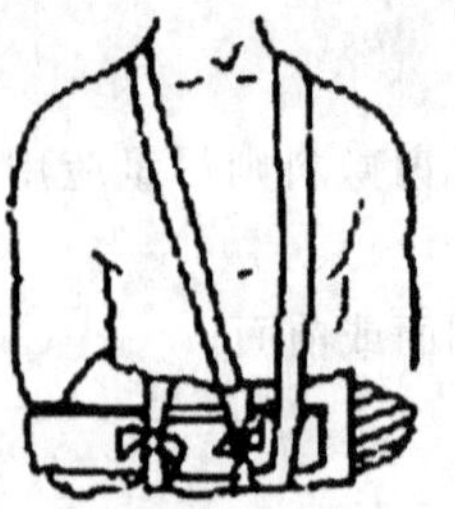

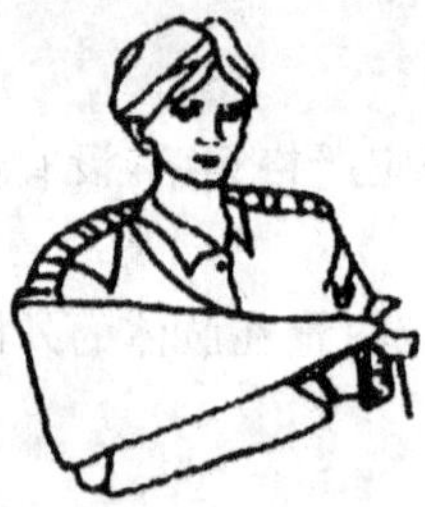

图 6－25　前臂骨折临时固定法

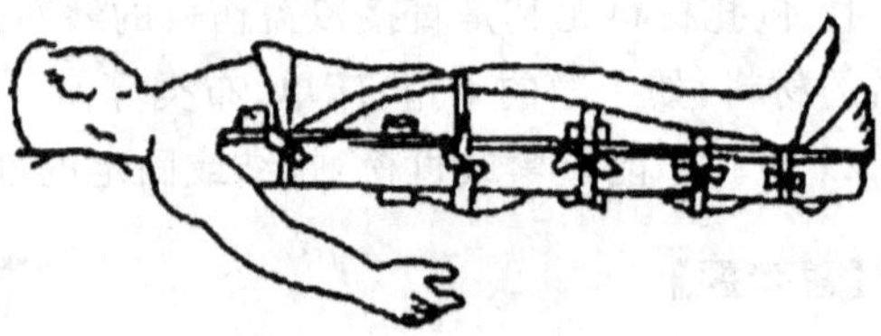

图 6－26　股骨骨折临时固定法

2. 无夹板固定法：用三角巾先将伤肢固定于胸前，然后用三角巾将伤肢固定于胸廓。

方法三：股骨骨折固定

1. 健肢固定法：用绷带或三角巾将双下肢绑在一起，在膝关节、踝关节及两腿之间的空隙处加棉垫。

2. 躯干固定法：用长夹板从脚跟至腋下，短夹板从脚跟至大腿根部，分别置于患腿的外、内侧，用绷带或三角巾捆绑固定（图 6－26）。

方法四：小腿骨折固定

用长度由脚跟至大腿中部的两块夹板，分别置于小腿内、外侧，再用三角巾或绷带固定。亦可用三角巾将患肢固定于健肢。

方法五：脊柱骨折固定

将伤员仰卧于木板上，用绷带将脖、胸、腹、髂及脚踝部等固定于木板上。

【注意事项】

1. 有创口者应先止血、包扎，再固定。
2. 固定前应先用布料、棉花、毛巾等软物铺垫在夹板上，以免损伤皮肤。
3. 用绷带固定夹板时，应先从骨折的远端缠起，以减少患肢充血水肿。
4. 夹板应放在骨折部位的下方或两侧，应固定上下邻近的关节。
5. 大腿、小腿及脊柱骨折者，不宜随意搬动，应临时就地固定。
6. 固定应松紧适宜。

第五节　脊柱损伤的搬运

【目的】

使伤员头颈、躯干、下肢成一整体平直搬运，防止因搬运加重脊柱损伤。

【准备】

搬运工具：担架、木板或门板(图 6－27)。

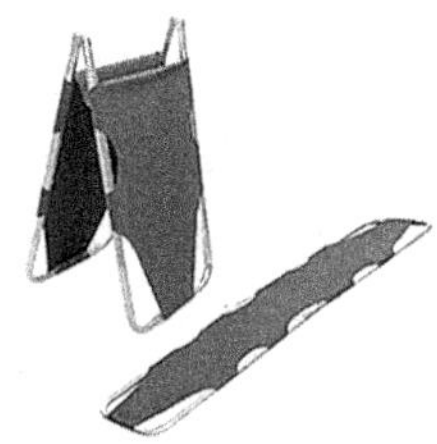

图 6－27　常用的搬运工具

【操作步骤】

1. 先使伤者两下肢伸直，两手相握放在身前。担架放在伤员一侧，三人同时用手平抬伤员头颈、躯干及下肢，使伤员成一整体平直托至担架上(图 6－28)。

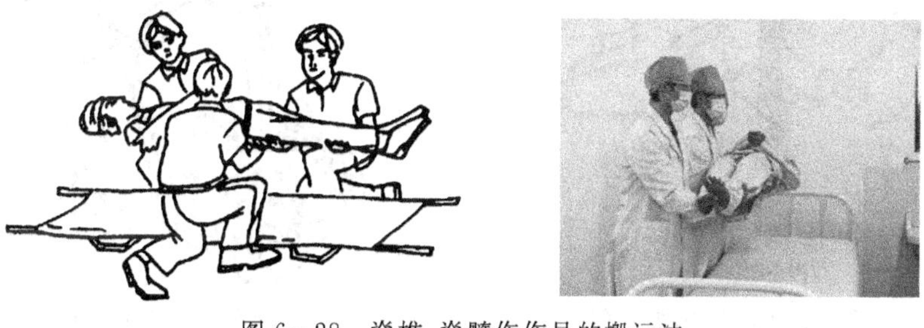

图 6－28　脊椎、脊髓伤伤员的搬运法

注意：搬运时不要使躯干扭转，特别注意勿使伤者呈屈曲体位时搬运。

2. 对颈椎损伤的伤员，要另有一人专门托扶头部，并沿纵轴向上略加牵引。躺到木板上后，用沙袋或折好的衣物放在颈两侧加以固定。

第六节　现场(徒手)心肺复苏术

【目的】

对各种原因所造成的心跳、呼吸骤停所采取的最初急救措施。

患者心跳、呼吸突然停止时的表现：

(1) 意识突然丧失，患者昏倒于各种场合；

(2) 大动脉(颈动脉或股动脉)搏动消失；

(3) 自主呼吸停止或呈抽搐样呼吸；

(4) 面色苍白或转为发绀，瞳孔散大。

【操作方法】

1. 检查环境安全(如果环境不安全，立即将患者搬运至安全处或使得环境安全)，使患者仰卧于硬的地面，患者的头、颈、躯干应躺平摆直无扭曲，双手放于躯干两侧。

2. 检查患者有无反应：站于患者右侧，拍患者左侧肩，大声呼喊患者："喂、喂，你怎么了?"

注意：轻拍重喊。

3. 快速检查患者是否没有呼吸或不能正常呼吸(仅仅是喘息)(5～10s 内完成)。

4. 一旦初步确定患者神志昏迷，没有呼吸，则立即呼喊，叫旁人拨打"120"急救电话，并争取尽早获得一台自动体外除颤仪(AED)。

5. 判断患者有无颈动脉搏动：一手置于患者前额，使头部保持后仰，另一手在靠近抢救者一侧触摸颈动脉。可用食指及中指指尖先触及气管正中部位，男性可先触及喉结，然后向旁滑移 2～3cm，在气管旁软组织深处轻轻触摸颈动脉搏动(图 6-29)(5～10s 内完成)。

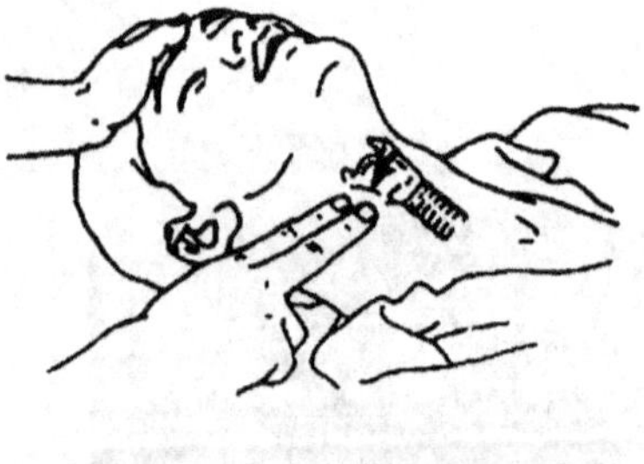

图 6-29　检查患者颈动脉搏动

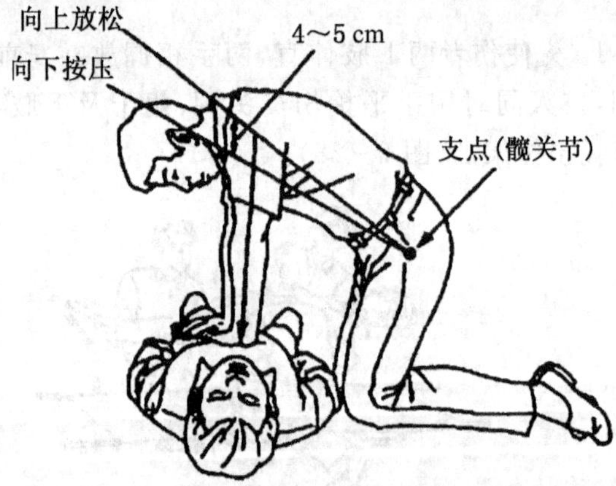

图 6-30　胸外心脏按压

6. 30 次胸外心脏按压：解开患者胸部外衣，操作者一只手掌根部置于患者两乳头连线与胸骨交界处，另一只手的掌根置于第一手上，伸直双臂，使双肩位于双手正上方，用力快速做 30 次胸外心脏按压。按压每分钟至少 100 次，每次按压的深度至少 5cm，要保证每次按压后胸廓完全回弹，并且手不可离开胸部皮肤(图 6-30)。

胸外心脏按压的其他注意事项：

(1) 按压时只可掌根部贴在胸骨处，手指不可也压在胸壁上，否则容易引起肋骨或肋软骨骨折。

(2) 抢救者按压时肘部不可弯曲，否则用力不垂直，按压力量减弱，按压深度达不到 5cm(图 6-31)。

(3) 不可冲击式按压、猛压，其效果差，且易导致骨折。

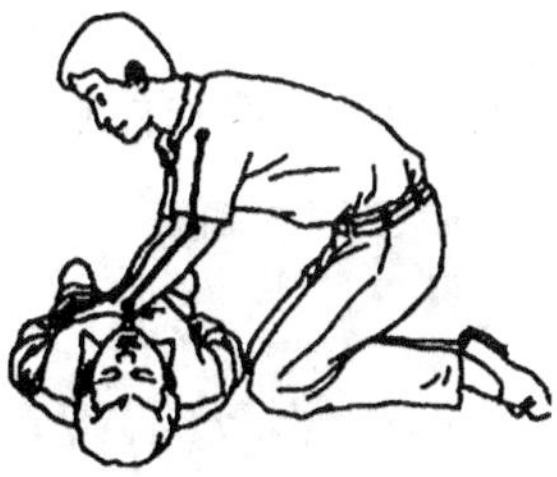

图 6-31 按压时肘部弯曲（错误的姿势）

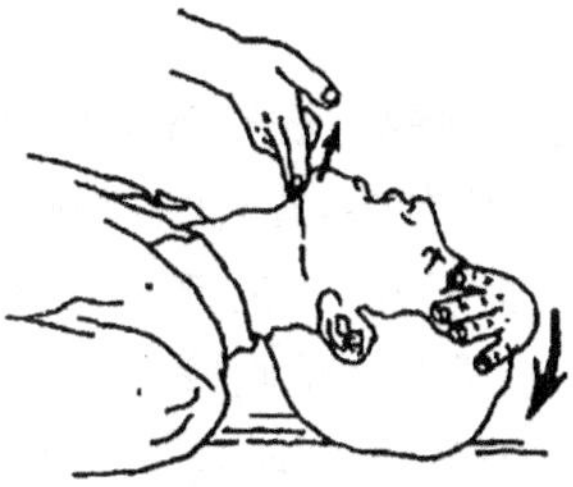

图 6-32 仰头提颏畅通呼吸道

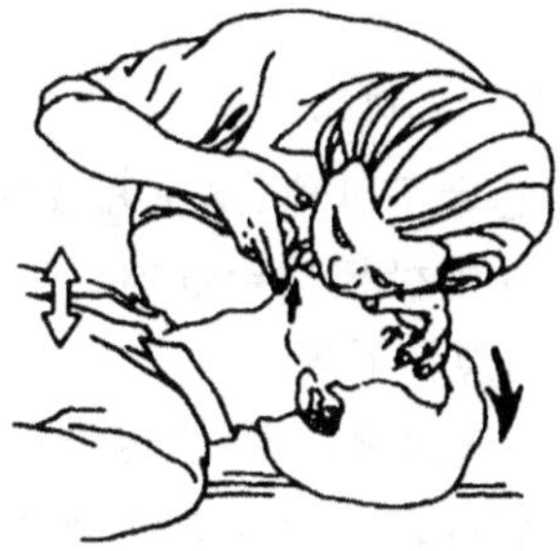

图 6-33 口对口人工呼吸

7. 2 次口对口人工呼吸：使用仰头提颏法（图 6-32）开放患者气道，放在前额的手的拇指和食指捏住患者鼻子，正常吸一口气（不必深呼吸），用嘴唇封住患者的口周，使完全不漏气，给予 2 次口对口人工呼吸。每次人工呼吸吹气时间应大于 1s，并看到患者胸廓起伏，成人潮气量约 500～800ml，避免过度通气。一次吹起完毕后，立即与患者口部脱离，抬起头部，放松捏鼻的手指，观察患者胸廓回复，同时选手吸入新鲜空气，准备做下一次人工呼吸（图 6-33）。每 5～6s 完成一次人工呼吸。

注意：(1) 尽量减少胸外按压的中断时间，中断时间不要超过 10s。

(2) 口对口人工呼吸时可先垫上一层薄的织物或消毒面膜。

8. 重复步骤 6～7。

9. 初期心肺复苏 5 个周期（一个周期为按压 30 次～通气 2 次）结束，重新检查患者意识、呼吸、颈动脉搏动等状况。发现患者心跳呼吸恢复或“120”人员到达，停止初期徒手心肺复苏，转送医院进一步救治。

【思考题】

现场心肺复苏术的操作要点有哪些？

第七节 心脏电除颤（非同步电复律）

【目的】

心室纤颤（ventricular fibrillation，VF）是所有心律失常中最为严重的情况。由于纤维不协调地收缩，心脏不能有效射血而致循环停顿，为心跳骤停的一种类型，一旦发现，必须立即进行心肺脑复苏和除颤（defibrillation）。

【物品准备】

除颤仪或自动体外除颤仪。

【操作方法】

方法一：使用除颤仪

1. 患者平卧位；迅速开放气道，人工呼吸；在准备除颤仪的同时，给予持续胸外心脏按压。

2. 在电极板加导电糊或生理盐水纱布垫，在(上极)胸骨上缘右侧锁骨下皮肤与在(下极)左乳头下方(心尖部)皮肤垫盐水纱布或涂导电膏，将电极板以一定压力紧贴胸壁。

3. 将除颤仪设置为非同步状态；首次充电能量 200J(双向波)；充电完毕时，暂停心肺复苏，检查术者及他人确无与患者身体接触后，同时按压两个电极板的放电电钮，此时患者身躯和四肢抽动一下，通过心电示波器观察并记录患者的心律(可能出现下列几种结果)(图 6-34)：

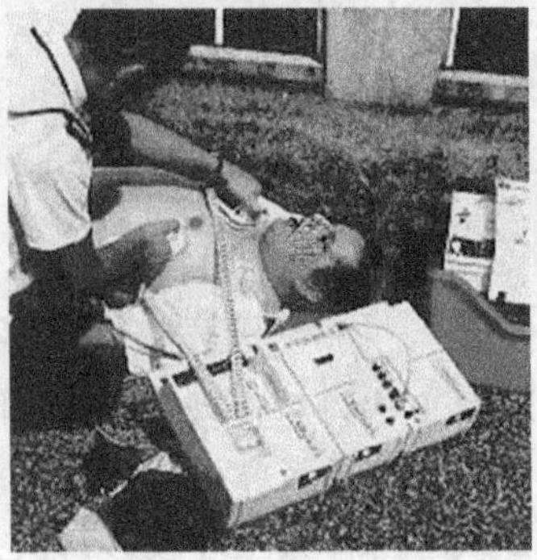

图 6-34　心脏电除颤示意图

(1) 转为窦性。

(2) 如室颤持续存在，可连续电击第二次，然后实施 5 个周期心肺复苏，然后再评估。

(3) 如室颤消失，仍为其他心律失常，患者仍昏迷，可实施 5 个周期心肺复苏，然后再评估。

注意：(1) 除颤时，如心电监测显示为心电静止，立即给予肾上腺素静脉注射。

(2) 除颤时，如心电监测显示为细颤，应坚持心脏按压或用药，先用 1%肾上腺素 1ml 静脉推注，3～5min 后可重复一次，使细颤波转为粗波后，再施行电击除颤。

(3) 转复过程中与转复成功后，均须严密监测并记录心律/心率、呼吸、血压、神志等病情变化。

(4) 除颤时，小儿用 100J，可重复 2～3 次，室颤选非同步，建议除颤前先使用肾上腺素。

(5) 电击时电极要与皮肤充分接触，勿留缝隙，以免发生皮肤烧灼。

(6) 触电早期(3～10min 内)所致的心跳骤停，宜先用利多卡因 100mg 静注。

方法二：使用自动体外除颤仪(automated external defibrillator，AED)

1. 除颤电极的位置：将一次性使用的除颤电极贴在患者胸廓的前侧，即前电极安放在右上胸锁骨下胸骨右缘，侧电极安放在躯干的左下胸乳头左侧，电极的中心放在腋中线上。

2. AED 的操作：AED 的仪器面板仅三个按钮：

(1) 绿色：电源开关(ON/OFF)；

(2) 黄色：分析(analysis)；

(3) 红色：电击(shock)。

操作时尚有中文的语音和文字提示。

3. 操作步骤为：连接电极，按压绿色按钮启动仪器，按压分析按钮，仪器迅即提示正在分析，并告知分析结果，如建议电击除颤，要求大家离开患者身体，按压电击键，即电击除颤。

注意：AED 一般不适用于 8 岁以下的儿童，因 AED 释放的电能太高，儿童需使用儿童专用的 AED。

【思考题】

1. 简述使用除颤仪除颤的步骤。
2. 简述使用 AED 除颤的步骤。

第八节　简易呼吸器的使用

【目的】

1. 维持和增加机体通气量。
2. 纠正威胁生命的低氧血症。

【适应证】

1. 各种原因所致的呼吸停止或呼吸衰竭的抢救及麻醉期间的呼吸管理。

2. 运送病员：适用于机械通气患者做特殊检查、进出手术室等情况。

3. 临时替代呼吸机：遇到呼吸机因故障、停电等特殊情况时，可临时应用简易呼吸器替代。

【物品准备】

简易呼吸器(图 6－35)的组成为：① 面罩；② 单向阀；③ 球体；④ 氧气储气阀；⑤ 氧气储气袋；⑥ 氧气导管。其中，氧气储气阀及氧气储气袋必须与外接氧组合，如未接氧气时应将两项组件取下。

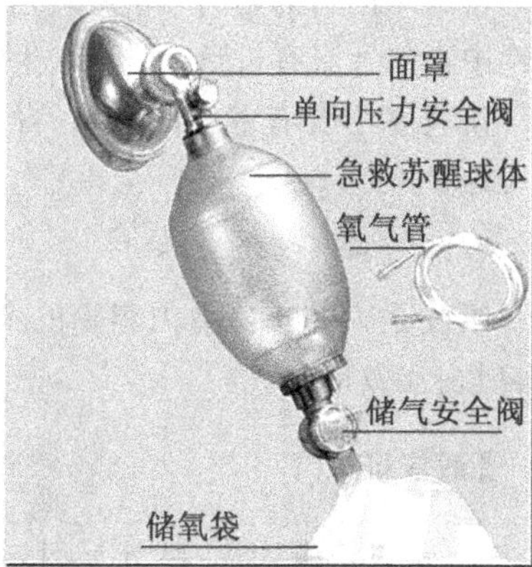

图 6－35　简易呼吸器的组成

【操作步骤】

1. 操作者洗手、戴口罩，备齐操作用物，至患者床旁，将患者仰卧，去枕、头后仰。
2. 清除口腔与喉中假牙等任何可见的异物。
3. 抢救者应位于患者头部的后方，将头部向后仰，并托牢下颌使其朝上，使气道保持通畅。
4. 一手将面罩扣住口鼻，并以“EC”手法紧紧固定面罩。
5. 另一只手有规律地挤压呼吸囊，将气体送入肺中，每次送气 400～600ml，挤压频率为成人 12～20 次/min，小儿酌情增加。

【注意事项】

1. 选择合适的面罩，以便得到最佳使用效果。
2. 面罩要紧扣口鼻部，否则易发生漏气。
3. 若患者有自主呼吸，应与之同步，即患者吸气初顺势挤压呼吸囊，达到一定潮气量便完全松开气囊，让患者自行完成呼气动作。
4. 抢救者应注意患者是否有如下情形以确认患者处于正常的换气：

(1) 注视患者胸部上升与下降(是否随着压缩呼吸囊而起伏)；

(2) 经由面罩透明部分观察患者嘴唇与面部颜色的变化；

(3) 经由透明盖观察单向阀是否适当运用；

(4) 在呼气当中观察面罩内是否呈雾气状。

5. 如果外接氧气，应调节氧流量至氧气储气袋充满氧气鼓起(氧流量 8～10L/min)。

【思考题】

如何操作"EC"手法？

第九节　洗胃术

洗胃术是指将一定成分的液体饮入或通过胃管灌入胃腔内，混合胃内容物后再抽出，如此反复多次。

洗胃术的目的是为了清除胃内未被吸收的毒物或清洁胃腔，为胃部手术、检查作准备。对于急性中毒如吞服有机磷、无机磷、生物碱、巴比妥类药物等，洗胃是一项极其重要的抢救措施。

洗胃术主要有催吐洗胃术、胃管洗胃术、剖腹胃造口洗胃术 3 种，这里重点介绍前两种洗胃方法。

方法一：催吐洗胃术

呕吐是人体排出胃内容物的本能自卫反应。催吐洗胃术简便易行，是一种现场抢救有效的自救、互救措施。

【适应证】

1. 意识清醒、具有呕吐反射，且能配合的急性中毒者，应首先鼓励口服洗胃。

2. 口服毒物时间不久，2h 内效果最好。

3. 在现场无胃管时。

【禁忌证】

1. 意识障碍者。

2. 抽搐、惊厥未控制之前。

3. 患者不合作，拒绝饮水者。

4. 服腐蚀性毒物及石油制品等急性中毒者。

5. 合并有上消化道出血、主动脉瘤、食管静脉曲张等。

6. 孕妇及老年人。

【操作步骤】

1. 做好患者思想工作，具体说明要求和方法，以取得配合，有利于操作顺利进行。

2. 患者取坐位，频繁口服大量洗胃液约 400～700ml，至患者感饱胀为度。

3. 随机取压舌板或竹筷子(均用纱布包裹)刺激患者咽后壁，即可引起反射性呕吐，排出洗胃液或胃内容物。如此反复多次，直至排出的洗胃液清晰无味为止。

【注意事项】

1. 催吐洗胃后，要立即送往附近大医院，酌情施行插胃管洗胃术。
2. 催吐洗胃要当心误吸，因剧烈呕吐可能诱发急性上消化道出血。
3. 要注意饮入量和吐出量大致相等。

方法二：胃管洗胃术

胃管洗胃术就是将胃管从鼻腔或口腔插入，经食管到达胃内，先洗出毒物后注入洗胃液，并将胃内容物排出，以达到消除毒物的目的。

口服毒物的患者有条件时应尽早插胃管洗胃，不要受时间限制。对服大量毒物在 4～6h 之内者，因胃管洗胃排毒效果好且并发症少，故应首选此种洗胃方法(有人主张即使服毒超过 6h 也要洗胃)。

【适应证】

1. 催吐洗胃术无效或有意识障碍、不合作者。
2. 需留取胃液标本送毒物分析者应首选胃管洗胃术。
3. 凡口服毒物中毒、无禁忌证者均应采用胃管洗胃术。

【禁忌证】

1. 强酸、强碱及其他对消化道有明显腐蚀作用的毒物中毒。
2. 伴有上消化道出血、主动脉瘤、食管静脉曲张、严重心脏疾病等患者。
3. 中毒诱发惊厥未控制者。
4. 酒精中毒，因呕吐反射亢进，插胃管时容易发生误吸，所以慎用胃管洗胃术。

【准备】

治疗盘内备好漏斗形洗胃管、镊子、石蜡油、纱布、弯盘、棉签、压舌板、开口器、1%麻黄碱滴鼻液、听诊器等，量杯内盛有洗胃液。

【操作步骤】

1. 操作者洗手、戴口罩，准备好各项洗胃用物，向患者做好解释工作，以取得患者配合。

2. 病情较重患者取左侧卧位，病情轻者可取坐位，胸前铺塑料围巾，盛水桶放置在患者头部床下，弯盘放于患者口角处，注意取出活动性假牙。

3. 将消毒后的胃管前端涂石蜡油，然后左手用纱布捏着胃管，右手用纱布裹住胃管 5～6cm 处，自鼻腔或口腔缓缓插入。当胃管插入 10～15cm(咽喉部)时，嘱患者做吞咽动作，轻轻将胃管推进。如患者呈昏迷状态，则应轻轻抬起其头部，使咽喉部弧度增大(图 6－36)，轻快地把胃管插入。当插到 45cm

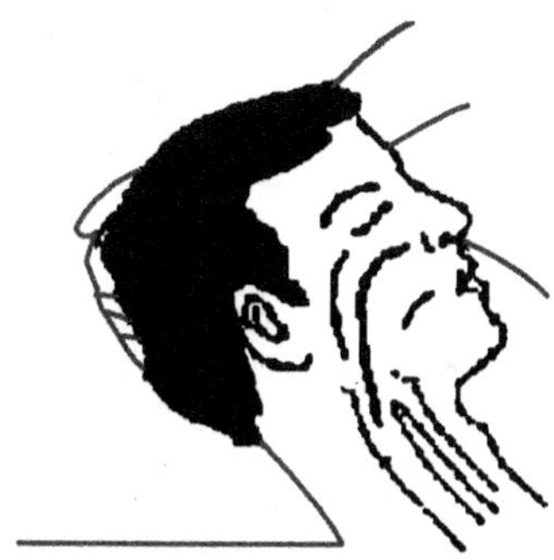

图 6－36　抬高头部增大咽喉通道的弧度

左右时，胃管进入胃内(插入长度以45～55cm为宜，约前额发际到剑突的距离)。

注意：(1) 若有意识障碍，则可用开口器撑开上下牙列，徐徐地送入胃管，切不可勉强用力。

(2) 在插入胃管过程中如遇患者剧烈呛咳、呼吸困难、面色发绀，应立即拔出胃管，休息片刻后再插，避免误入气管。

4. 检查并判定胃管是否在胃内：

(1) 用注射器向胃管内注入气体，同时用听诊器在上腹部听诊，若听到"咕噜"声，便可确定胃管在胃内。

(2) 将胃管的外口端放置于水中，观察有无气泡出现。若无气泡出现，则可认为胃管在胃内；若看到气泡，则表示胃管在气管内。

5. 确定胃管在胃内后用注射器抽吸胃内容物，抽尽后注入灌洗液200～300ml，再抽出弃去。如此反复抽洗，直至洗净为止。

6. 漏斗法洗胃(图6-37)操作步骤如下：

(1) 洗胃时，先将漏斗放置低于胃的位置，挤压橡皮球，抽尽胃内容物，必要时取标本送验。

(2) 再举漏斗高过头部30～50cm，每次将洗胃液徐徐倒入漏斗中，每次300～500ml。当漏斗内尚余少量洗胃液时，迅速将漏斗降至低于胃的部位，并倒置于盛水桶内，利用虹吸作用排出胃内灌洗液。

(3) 若引流不畅，可将胃管中段的皮球挤压吸引(先将皮球末端胃管反折，然后捏皮球，再放开胃管)。

(4) 胃液流完后，再次高举漏斗注入溶液。

这样反复灌洗，直至洗出液澄清无味为止。

(5) 洗胃完毕，可根据病情从胃管内注入解毒剂、活性炭、导泻药等，然后反折胃管后用纱布包裹拔出，以防管内液体误入气管。

(6) 整理病床，患者取舒适位，清理用物。

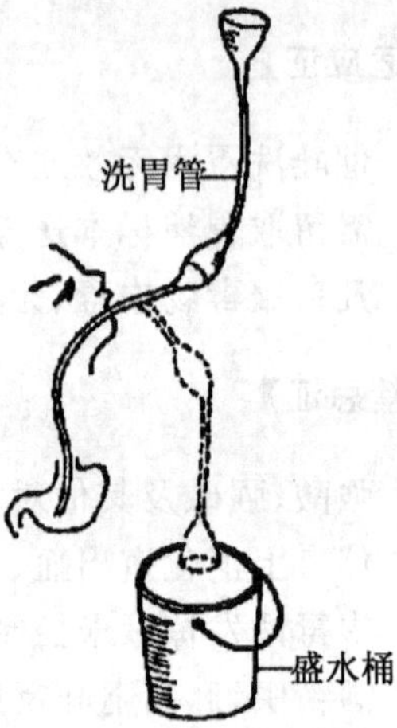

图6-37　漏斗胃管洗胃法示意图

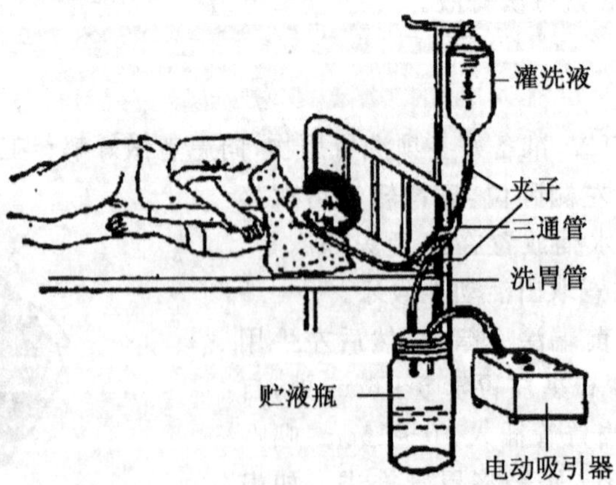

图6-38　电动吸引洗胃法

除了漏斗法洗胃以外，如有条件还可选择电动吸引洗胃法（图 6－38）及自动洗胃机洗胃法（图 6－39），具体操作方法与漏斗洗胃法类似，不再详述。

【常用的洗胃液】

洗胃液的温度一般为 35～38℃，温度过高可使血管扩张，加速血液循环，从而促使毒物吸收。

洗胃液用量一般为 2000～4000ml。

1．温水或生理盐水：对毒物性质不明的急性中毒者，应抽出胃内容物送检，洗胃液选用温开水或生理盐水，待毒物性质确定后，再采用对抗剂洗胃。

2．碳酸氢钠溶液：一般用 2%～4%的溶液洗胃，常用于有机磷农药中毒，能使其分解失去毒性。但敌百虫中毒时禁用，因敌百虫在碱性环境中能变成毒性更强的敌敌畏。砷（砒霜）中毒也可用碳酸氢钠溶液洗胃。

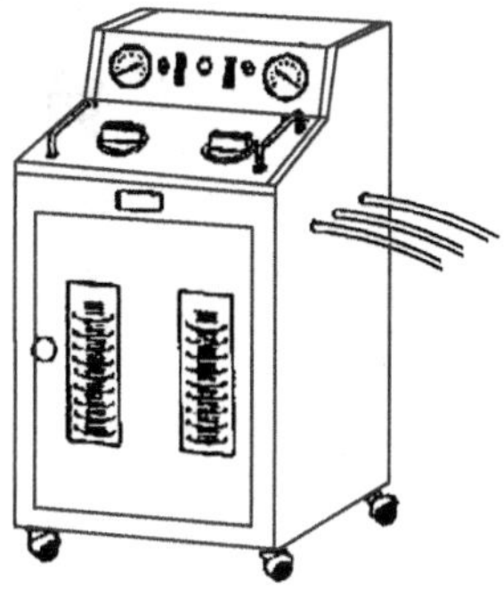

图 6－39　自动洗胃机

3．高锰酸钾溶液：为强氧化剂，一般用 1∶2000～1∶5000 的浓度，常用于急性巴比妥类药物、阿托品及毒蕈中毒的洗胃液。但有机磷农药如硫磷（1605）中毒时，不宜用高锰酸钾，因能使其氧化成毒性更强的对氧磷（1600）。

4．茶叶水：含有丰富鞣酸，具有沉淀重金属及生物碱等毒物的作用，且来源容易。

【注意事项】

1．洗胃多是在危急情况下的急救措施，急救人员必须迅速、准确、轻柔、敏捷地操作来完成洗胃的全过程，以尽最大努力来抢救患者生命。

2．在洗胃过程中应随时观察患者生命体征的变化，如患者感觉腹痛、流出血性灌洗液或出现休克现象，应立即停止洗胃。

3．要注意每次灌入量与吸出量的基本平衡。每次灌入量不宜超过 500ml。灌入量过多可引起急性胃扩张，使胃内压上升，增加毒物吸收。

4．凡呼吸停止、心脏停搏者，应先做 CPR，再行洗胃术。洗胃前应检查生命体征，如有缺氧或呼吸道分泌物过多，应先吸取痰液、保持呼吸道通畅，再行胃管洗胃术。

5．口服毒物时间过长（超过 6h 以上者），可酌情采用血液透析治疗。

6．若服强酸或强碱等腐蚀性药物，则禁忌洗胃，以免导致胃穿孔。可给予药物或物理性对抗剂，如喝牛奶、豆浆、蛋清（用生鸡蛋清加水至 200ml）、米汤等，以保护胃黏膜。

（朱　宁　钭慧敏）

第七章　儿科适宜技能

第一节　体格检查

【目的】

评价小儿体格发育和营养情况，了解病情的变化，协助临床诊疗。

【准备】

1. 了解小儿体格检查的目的，选择适宜的方法。
2. 体重秤、皮尺、身长测量仪等。
3. 根据小儿体检项目不同做好更换尿布、衣物增减等准备工作。

【操作步骤】

一、体格检查方法

体格检查是诊断疾病的重要步骤，须按病情的需要以及门诊、住院患儿的不同而不同，轻病宜简，危重儿应简要、有针对性地检查主要体征，重点是立即抢救，然后再全面检查。医生态度要和蔼，动作要轻柔，检查时可在母亲怀抱中进行，注意保温，不要过多暴露身体，检查顺序灵活掌握，易引起小儿不安的部位如口腔、咽部、眼睛等要放在最后检查。有疼痛的部位也应在最后检查。对诊断困难的患儿，必须进行反复细致的检查，有选择地运用必要的辅助检查方法。

二、体格检查内容

1. 一般外表：询问病史的过程中，要注意观察发育、营养状况、病容、表情（安静或烦躁，活泼或嗜睡，急性或慢性病容）、神志、智力、对周围事物的反应、体位、行走姿势及语言表达能力等。

2. 一般测量：

(1) 体温：一般为腋下温度，测试时间不超过5min，正常36～37℃，肛温平均较腋温高0.5～0.7℃，测试时间2～3min，学龄儿童可用口表，测试时间3min，体温在腋温和肛温之间，哭闹、进食、运动会影响测试结果。

(2) 呼吸、脉搏：婴幼儿易受各种因素的影响，如哭闹时脉搏加快，故应在安静合作情况下计数。

(3) 血压：袖带宽度应适宜，一般为上臂长度的 2/3，若过宽测得数据偏低，过窄则偏高。

(4) 体重：测量时要注意其准确性。

(5) 身长：3 岁前患儿要用量床测量。

3. 皮肤和皮下组织：应在明亮自然光线下观察皮肤颜色，有无苍白、黄染、发绀、皮疹、溃疡或疤痕、出血点、脱屑、色素沉着等，注意皮肤温度、出汗情况、弹性和皮下脂肪厚度，有无脱水及水肿，触诊时注意皮下有无结节，毛发色泽、多少、分布等。

4. 淋巴结：淋巴结的肿大应注意是全身还是局部性，浅表淋巴结包括枕后、颈部、耳后、腋窝、腹股沟等，触诊时应注意大小、数目、质地、活动度及压痛等。正常小儿可扪到单个质软、状似黄豆大小的淋巴结，可移动，无压痛。

5. 头部：注意头颅大小、形态、囟门及骨缝是否闭合，有无枕脱、方颅，并测头围，小婴儿须触摸顶及枕部颅骨有无软化呈乒乓球样感觉，新生儿注意有无产瘤、血肿。有无特殊面容及畸形。

(1) 眼：眼睑有无水肿、下垂，眼结膜是否充血，角膜有无溃疡及混浊，巩膜有无黄染及瞳孔大小，对光反射等。

(2) 鼻：观察鼻形，注意有无鼻翼扇动、鼻分泌物及鼻通气情况，鼻中隔位置，副鼻窦有无压痛。

(3) 口腔：气味，口唇颜色，干湿、发绀及口角糜烂或疱疹，口腔黏膜、牙龈、舌及咽部有无充血、溃疡、黏膜斑，有无龋齿、杨梅舌、扁桃体肿大等。

(4) 耳：耳廓有无畸形，外耳道有无脓性分泌物，有无疖肿，拉动时有无疼痛，乳突有无压痛。

6. 颈部：活动度，观察有无斜颈、短颈、颈蹼等，甲状腺是否肿大，有无颈静脉弃盈，气管是否居中及颈抵抗。

7. 胸部：注意有无胸廓畸形，胸廓两侧是否对称，如鸡胸、漏斗胸、桶状胸、肋骨串珠、郝氏沟、肋缘外翻，有无心前区隆起及呼吸运动异常。

(1) 肺部：

视诊：应注意呼吸频率、节律、深度及有无呼吸困难和三凹征（锁骨上窝、胸骨上窝、肋间隙及剑突凹陷），婴儿呈腹式呼吸。

触诊：有无双侧语颤增强、减弱及胸膜摩擦感。

叩诊：婴幼儿胸壁薄，叩诊音较成人“清”，故叩诊时用力要轻，有无浊音或实音及过清音。

听诊：呼吸音的性质及音响，注意有无干、湿性啰音及摩擦音。

(2) 心脏：

视诊：心前区是否隆起，心脏搏动范围和强弱。正常小儿搏动范围在 2～3cm 内，肥胖儿则看不到。

触诊：婴幼儿心脏搏动位置在第 4 肋间左锁骨中线外，6 岁后在第 5 肋间左锁骨中线内，注意有无心包摩擦感及震颤。

叩诊：叩诊时要轻，心界随年龄而改变，3 岁内只叩左右界，左界 2 岁内在第 4 肋间左锁骨中线外 1～2cm 处，6 岁以后在左锁骨中线内 0.5～1cm 处。

听诊：新生儿心音呈钟摆律，2 岁以后逐渐接近成人，注意心音、心率、心律，各瓣区有无心脏杂音，肺动脉瓣区第二音比主动脉瓣区第二音响($P_2>A_2$)。

8. 腹部：

视诊：注意腹部形态，有无腹膨隆、舟状腹、胃肠型、蠕动波及腹壁静脉曲张；新生儿要注意脐部。

触诊：有无压痛、包块，要观察小儿表情反应。正常婴幼儿肝边缘在右肋下 1～2cm 处触及，6～7 岁后不应再触到。小婴儿有时脾也可触到。肝脾均质软，无压痛。

叩诊：正常除肝脾区呈浊音外，其余均为鼓音，当腹水在 1000ml 以上时，有移动性浊音。

听诊：肠鸣音(正常每分钟约 4～6 次)是否亢进、减弱，有无血管杂音等。

9. 腰、臀部：有无肿物，中线小凹或毛发，肾区有无叩痛。

10. 脊柱：立时状态，行动情形。脊柱有无弯曲、压痛等。

11. 四肢：有无畸形、"O"或"X"形腿，手、足镯及杵状指(趾)，躯干与四肢比例是否正常，活动是否正常。

12. 外生殖器和肛门：有无先天畸形、隐睾及疝等。

13. 神经反射：检查各种原始、生理和病理反射，如吸吮、拥抱、握持反射及腹壁、提睾反射、巴宾斯基征、布鲁津斯基征、凯尔尼格征等。

【注意事项】

1. 熟悉不同段小儿体检的目的和正常值范围。
2. 正确规范操作，熟练有序。
3. 与家长或小儿作有效的沟通，争取配合。

【思考题】

小儿体格检查的主要目的有哪些？

第二节　儿童洗澡

【目的】

清洁小儿皮肤，帮助小儿皮肤排泄和散热，促进血液循环，又可利用水或水的不同温度对皮肤的刺激以起到锻炼身体、增强体质的作用。

【准备】

1. 了解小儿意识状态，测体温，检查全身皮肤有无异常，操作前洗手。

2. 浴盆 1 个(盛温热水)、浴巾、面巾、尿布、衣物、大毛巾、包布、系带、爽身粉、婴儿浴液和润肤露等。

【操作步骤】

一、新生儿及小婴儿的温水浴

出生后便可每天洗澡，应在早晨喂奶前或喂奶后 1h。夏季每日 1～2 次，春、秋、冬每日 1 次或每周 1～2 次或常擦颈、腋下、臀部等皮肤皱褶处。

1. 备齐物品。

2. 室温 26～28℃，水温 38～40℃，用手背或肘部试温。

3. 抱洗时，防脱摔伤，头上如有胎泥不可强行去除，耳、眼、鼻、口不得入水；盆洗时，托稳不可落入水中，防止呛水生病。

4. 脐带没脱落，不能放水中洗，以免脐带感染。脐带脱落，坐躺在盆架上洗。先洗上身并包好下身，用左肘部和腰部夹住小屁股，左手臂托住背和头，拇指和中指分别堵耳，用小巾沾水轻拭洗。

5. 顺序：

上身——脸、眼、耳、颈下、前胸、后背、臂和手。

下身——臀部、腿、脚。

6. 洗完后擦干，扑爽身粉，搽润肤露，肚脐（擦干、消毒），再穿衣服、垫尿布。

7. 结束。

二、擦　浴

适用于 7～8 个月以上的婴儿，每日一次，室温在 22～26℃，水温在 30～35℃。用浸湿并拧至半干的毛巾先擦身，随后在四肢做向心性擦浴，最后用干毛巾擦干全身。

三、冲浴或淋浴

适用于 3 岁以上的儿童，每日一次，室温在 18～22℃，开始水温在 35℃左右，每隔 2～3d 降 1℃，但一般不低于 25℃。淋浴时不可用水直冲头部，浴后用干毛巾擦干全身。

【注意事项】

1. 小儿有皮肤疾病时：荨麻疹、麻疹及脓疱疮等不要洗澡，如洗澡会损伤皮肤，引起感染。

2. 呕吐、腹泻导致儿童身体水分减少的情况下不要洗澡，因洗澡后全身毛细血管扩张，会引起血容量不足。

3. 如果孩子食欲不振，精神不好，或有发热时不宜洗澡。

4. 洗澡时应注意保暖，动作轻快。

5. 注意防止耳、眼等处进水或肥皂液。

【思考题】

1. 简述小儿洗澡的目的。
2. 小儿不宜洗澡的情况有哪些？

（盛文彬）

第八章　中医适宜技能

第一节　一般诊疗技能

一、汤药法(水煎法)

【目的】

中药的疗效除与剂型的类别有关外,还与制剂工艺有着密切的关系,由于汤剂是临床应用中药最常采用的剂型,并且大多由病家自制,为了保证临床用药能获得预期的疗效,医生应将汤剂的正确煎煮法向患者及其家属交待清楚。

【准备】

1. 煎器的选择:中药汤剂的质量与煎煮器具有密切关系,应选择砂锅、瓦罐、玻璃或搪瓷等煎煮器具。

2. 煎药用水:煎药用水必须无异味、洁净澄清,含矿物质及杂质少。一般来说,凡人们在生活上可作饮用水的都可用来煎煮中药。

【操作步骤】

1. 煎前浸泡:在煎药前要用冷水充分浸泡20～30min,使药物完全被水渗透,这样既有利于有效成分的充分溶出,又可缩短煎煮时间,避免因煎煮时间过长,导致部分有效成分损耗、破坏过多。一般药物可浸泡20～30min,以种子、果实为主的药可浸泡1h。夏天气温高,浸泡时间不宜过长,以免腐败变质。一般用水量为将饮片适当加压后,液面淹没过饮片约2cm为宜。质地坚硬、黏稠,或需久煎的药物加水量可比一般药物略多;质地疏松,或有效成分容易挥发,煎煮时间较短的药物,则液面淹没药物即可。

2. 煎煮方法:煎一般药宜先武火后文火,即未沸前用大火,沸后用小火保持微沸状态,以免药汁溢出或过快熬干。头遍煎时,应在中药煮开后再煎30min左右,二遍煎的时间可以稍微短一些,但也要视具体药物不同而有所不同。解表药及其他芳香性药物,一般用武火迅速煮沸,改用文火维持10～15min左右即可。有效成分不易煎出的矿物类、骨角类、贝壳类、甲壳类药及补益药,一般宜文火久煎,使有效成分充分溶出。把两次煎出的药汤混在一起服用,总量大约300～500ml。

3. 煎煮中的特殊处理：

（1）先煎：如磁石、牡蛎等矿物、贝壳类药物，因其有效成分不易煎出，应先煎 30min 左右再纳入其他药同煎。制川乌、制附片也应先煎半小时再入它药同煎，以确保用药安全。

（2）后下：如薄荷、白豆蔻、大黄等药因其有效成分煎煮时容易挥发或破坏而不耐煎煮，入药宜后下，待它药煎煮将成时投入，煎沸几分钟即可。番泻叶等药可以直接用开水泡服。

（3）包煎：如蒲黄、海金沙等因药材质地过轻，煎煮时易飘浮在药液面上，或成糊状，不便于煎煮及服用；车前子等药材较细，又含淀粉、黏液质较多，煎煮时容易粘锅、糊化、焦化；辛夷、旋覆花等药材有毛，对咽喉有刺激性，这几类药入药时宜用纱布包裹入煎。

（4）另煎：如人参等贵重药物宜另煎，以免煎出的有效成分被其他药渣吸附，造成浪费。

（5）烊化：如阿胶等胶类药，容易黏附于其他药渣及锅底，既浪费药材，又容易熬烧，宜另行烊化，再与其他药汁兑服。

（6）冲服：如芒硝等入水即化的药及竹沥等汁液性药材，宜用煎好的其他药液或开水冲服。

【注意事项】

1. 禁用铜、铁、铝等金属容器，以免影响药效。

2. 加水量要适当，煎药之前要浸泡，煎药时间视具体情况而定。

3. 注意特殊中药的煎煮方法，保证疗效。

4. 变质或煎糊的中药切勿再服，以免中毒。

5. 注意服药时间和方法，谨遵医嘱。具体服药时间应根据胃肠状况、病情需要及药物特性来确定。一般要温服。如恶心、呕吐的患者，可在服药前嚼一点生姜或橘皮末，然后再服，可防止呕吐。

【常见错误】

1. 用铜、铝、铁等金属容器煎药。因为金属容器的化学性质不稳定，容易发生化学反应，影响药效甚至产生毒副作用，患者服用后有可能出现恶心、呕吐等现象，使病情加重。

2. 煎中药的加水量太多或太少：水量的多少直接影响汤剂的质量。药多水少，会造成煮不透、煎不尽，有效成分浸出不完全。药少水多，不但耽误时间，还会使汤液的浓度降低，同样会影响疗效。正确的加水量为第一次煎加水超过药物表面 3～5cm 为度，第二次煎加水超过药物表面 1～2cm 即可。或按 1g 中药加水 10ml 计算，然后将计算的总水量的 70%加到第一煎中，余下的 30%留作第二煎用。

【思考题】

1. 如何确定煎煮中药的加水量？

2. 中药是否都是饭后服药？

二、刮痧疗法

【目的】

“刮痧”是用刮痧板蘸刮痧油反复刮动、摩擦患者某处皮肤，以治疗疾病的一种方法。刮痧是根据中医十二经脉及奇经八脉、遵循“急则治其标”的原则，运用手法强刺激经络，使局部皮肤发红充血，从而起到醒神救厥、解毒祛邪、清热解表、行气止痛、健脾和胃的效用。本法主要用于感冒、发烧、中暑、头痛、胃肠病、落枕、肩周炎、腰肌劳损、肌肉痉挛、风湿性关节炎等病症。

【准备】

1. 用物准备：刮痧板；常规消毒用品：75%酒精、消毒棉签；刮痧油（植物油或冷开水）。如无专业刮痧板，也可选用硬币、瓷碗、瓷酒杯、瓷汤匙、瓷茶杯、有机玻璃纽扣、牛角梳（梳背）等边缘光滑的物品。

2. 患者体位舒适，情绪稳定，充分暴露刮痧部位皮肤。背部刮痧取俯卧位，肩部取正坐位。

【操作步骤】

1. 刮痧的部位：常用部位有头面部，第 7 颈椎上下左右四处，脊椎正中线，脊椎两旁“华佗夹脊穴”，咽喉两旁，肘窝，腘窝，前胸肋骨间第 3～5 肋间隙，后背肋骨间第 7～9 肋间隙，肩胛岗上和岗下，肋下肝脾区，脐腹部，足内外踝后的跟腱处，足心等。

2. 刮痧方法：

(1) 先将准备刮痧的部位擦净，常规消毒皮肤。

(2) 用刮痧板的边缘蘸上刮痧油，在确定部位进行刮痧。刮痧要顺一个方向刮，不要来回刮，力量要均匀合适，不要忽轻忽重。刮拭后会出现青紫色出血点（出痧）。如有痧症，连刮两臂肘窝十几下，即出现暗紫色的条形痧痕。按上述刮痧部位，一般每处可刮 20 下。

(3) 患者自觉轻松后，可让患者休息几分钟，在已刮过的部位再刮动十余下，再适当饮用姜汁、糖水或白开水，患者会感到异常舒畅。

【注意事项】

1. 刮痧治疗时应注意室内保暖，尤其是在冬季应避寒冷与风口。夏季刮痧时，应回避风扇直接吹刮拭部位。

2. 刮痧出痧后 30min 以内忌洗凉水澡。

3. 前一次刮痧部位的痧斑未退之前，不宜在原处进行再次刮痧。再次刮痧时间需间隔 3～6d，以皮肤上痧退为标准。

4. 刮痧出痧后最好饮一杯温开水（淡糖盐水），并休息 15～20min。

【常见错误】

1. 刮痧工具边缘不整齐或不光滑。

2. 刮痧时用力太重,刮破皮肤,或用力忽轻忽重。

【思考题】

如何确定刮痧时的体位?

第二节 针灸治疗技能

一、体针基本技能

(一) 进针手法

【目的】

进针是毫针刺法的第一步,是取得良好针刺效果的关键。双手进针法是临床最常用的进针法之一。

【准备】

1. 毫针,常规消毒用品:75%酒精、消毒棉签。
2. 患者体位舒适,情绪稳定,充分暴露针刺部位皮肤。

【操作步骤】

临床上一般用右手持针操作,主要是以拇、食、中三指夹持针柄,其状如持毛笔,故右手称为“刺手”。左手爪切按压所刺部位或辅助针身,故称左手为“押手”。

1. 单手进针法:刺手拇、食指持针,中指指端紧靠穴位,中指指腹抵住针身下段,当拇、食指向下用力按压时,中指随之屈曲,将针刺入皮下。适用于较短的毫针进针。

2. 双手进针法:

(1) 指切进针法:又称爪切进针法,用左手拇指或食指端切按在腧穴位置的旁边,右手持针,紧靠左手指甲面将针刺入腧穴。此法适宜于短针的进针。

(2) 夹持进针法:或称骈指进针法,即用左手拇、食二指持捏消毒干棉球,夹住针身下端,将针尖固定在所刺腧穴的皮肤表面位置,右手捻动针柄,将针刺入腧穴。此法适用于长针的进针。临床上也有采用插刺进针的,即单用右手拇、食二指夹持消毒干棉球,夹住针身下端,使针尖露出2～3分,对准腧穴位置,将针迅速刺入腧穴,然后将针捻转刺入。

(3) 舒张进针法:用左手拇、食二指将所刺腧穴部位的皮肤向两侧撑开,使皮肤绷紧,右手持针,使针从左手拇、食二指的中间刺入。此法主要用于皮肤松弛部位的腧穴。

(4) 提捏进针法:用左手拇、食二指将针刺腧穴部位的皮肤捏起,右手持针,从捏起的上端将针刺入。此法主要用于皮肉浅薄部位的腧穴进针,如印堂穴等。

3. 管针进针法:管针进针法是目前临床上一种较新型的进针方法,能明显减轻进针疼痛感，减少对针具的污染。医生备好玻璃或金属制成的针管，针管长度约比毫针短 2～3cm，以便露出针柄，针管的直径，以能顺利通过针身为宜。进针时左手持针管，将针装入管内，针尖与针管下端平齐，置于应刺的腧穴上，针管上端露出针柄 2～3cm，用右手食指叩打针尾或用中指弹击针尾，即可使针刺入，然后退出针管，再运用行针手法。也可直接采用医疗器械厂家生产的管针，进针方法同上。

【注意事项】

1. 运用进针手法之前，一定要练好指力，良好的指力是掌握针刺方法的基础。

2. 进针时注意指力与腕力的协调一致，使针尖快速透入皮肤，然后进针，要求做到无痛或微痛进针。

3. 以上各种进针方法在临床上应根据腧穴所在部位的解剖特点、针刺深浅和手法的要求灵活选用，以便于进针和减少患者的疼痛。

【常见错误】

针尖刺破皮肤太慢，导致患者有明显疼痛感或产生皮丘。

【思考题】

进针时左、右手各有什么作用？

（二）行针基本手法

【目的】

行针基本手法是取得针感的主要手法。提插、捻转是行针的基本手法。

【准备】

1. 毫针，常规消毒用品：75％酒精、消毒棉签。

2. 患者体位舒适，情绪稳定，充分暴露针刺部位皮肤。

【操作步骤】

1. 提插法：是将针刺入腧穴的一定深度后，使针在腧穴内进行上、下进退的操作方法。使针从浅层向下刺入深层为插；由深层向上退到浅层为提。提插幅度的大小、频率的快慢以及操作时间的长短等，应根据患者的体质、病情和腧穴的部位以及医者所要达到的目的灵活掌握。

2. 捻转法：是将针刺入腧穴的一定深度后，以右手拇指和中、食二指持住针柄，进行一前一后的来回旋转捻动的操作方法。捻转角度的大小、频率的快慢、操作时间的长短等，应根据患者的体质、病情和腧穴的特征以及医者所要达到的目的灵活运用。

【注意事项】

1. 以上两种基本手法，既可单独应用，也可相互配合运用，在临床上必须根据患者的具体情况灵活掌握，才能发挥其应有的作用。

2. 提插时深浅适宜，幅度均匀，针身垂直；捻转时角度来回一致，操作频率快慢一致。

3. 行针时掌握好刺激量。

【常见错误】

1. 提插幅度过大，导致患者有不适或疼痛感。

2. 捻转时向一个方向捻转，导致肌肉纤维缠绕针身，产生滞针。

【思考题】

如何根据患者体质、病情和腧穴部位灵活应用提插法、捻转法？

二、皮肤针刺法

【目的】

皮肤针刺法为丛针浅刺法，是以多支短针浅刺人体一定部位（或腧穴）的一种针刺方法。皮肤针叩刺皮肤能激发调节脏腑经络的功能，从而达到防治疾病的目的。

【准备】

1. 皮肤针，常规消毒用品：75%酒精、消毒棉签。

2. 患者体位舒适，情绪稳定，充分暴露针刺部位皮肤。

【操作步骤】

1. 持针方法：硬柄和软柄两种皮肤针持针方式略有不同。硬柄皮肤针的持针式是用右手握住针柄，以拇指、中指夹持针柄，食指置于针柄中段上面，无名指和小指将针柄固定在小鱼际处；软柄皮肤针的持针式是将针柄末端固定在掌心，拇指在上，食指在下，其余手指呈握拳状握住针柄。

2. 叩刺方法：皮肤常规消毒，针尖对准叩刺部位，使用腕力，将针尖垂直叩打在皮肤上，并立刻弹起，反复进行。常见如下两种：

(1) 压击法：拇指和中指、无名指握住针柄，针柄末端靠在手掌后部，食指压在针柄上。压击时手腕活动，食指加压，刺激的强度取决于食指的压力。适合于硬柄针。

(2) 敲击法：拇指和食指捏住针柄的末端，上下颤动针头，利用针柄的弹性敲击皮肤，刺激的轻重应根据针头的重量和针柄的弹力，靠颤动的力量来掌握。适合于软柄针。

3. 刺激强度：根据患者体质、病情、年龄、叩打部位的不同，有弱、中、强三种强度。

(1) 弱刺激：用较轻腕力叩刺，针尖接触皮肤时间短，以局部皮肤略潮红，患者无疼痛感为度。适用于老年人、孕妇、儿童、久病体弱、头面五官肌肉浅薄处。

(2) 强刺激：用较重腕力叩刺，针尖接触皮肤时间稍长，局部皮肤可见隐隐出血，患者感疼痛。适用于年壮体强，肩、背、腰、臀、四肢等肌肉丰厚处。

(3) 中刺激：叩刺的腕力介于弱、强刺激之间，局部皮肤潮红，但无渗血，患者稍觉疼痛。

适用于多数患者，除头面五官等肌肉浅薄处外，其余部位均可选用。

【注意事项】

1. 施术前检查针具，如有钩曲、不齐、缺损等，应及时修理或更换，方可使用。
2. 针刺前皮肤必须消毒。叩刺后皮肤如有出血，须用消毒干棉球擦拭干净，保持清洁，以防感染。
3. 操作时针尖须垂直上下，用力均匀，避免斜刺或钩挑。
4. 局部皮肤如有创伤、溃疡、疤痕形成等，不宜使用本法治疗。

【常见错误】

片面追求强刺激，导致患者出血量多。

【思考题】

如何掌握皮肤针叩刺的刺激强度？

三、电针法

【目的】

电针法是在针刺腧穴得气后，在针上通以接近人体生物电的微量电流以防治疾病的一种疗法。由于是针与电两种刺激结合的协同作用，提高了疗效，故此法在临床上较为常用。

【准备】

1. 毫针，电针仪，常规消毒用品：75%酒精、消毒棉签。
2. 患者体位舒适，情绪稳定，充分暴露针刺部位皮肤。

【操作步骤】

1. 选穴：必须选取两个穴位以上，一般以取用同侧肢体 1～3 对穴位(即用 1～3 对导线)为宜，不可过多，以免刺激太强，患者不易接受。

2. 电针方法：

(1) 将针刺入治疗的有效穴位深度，寻找到应有的针感。

(2) 将电针仪的输出旋钮转到零，选择好波型，打开电源开关。

(3) 将输出电极分别夹在穴位上的两支针上，慢慢旋动输出旋钮；当肌肉开始收缩时，调整频率，逐渐加大输出量，观察针体周围肌肉的收缩，并询问患者的感觉，使其达到适应量。

3. 通电时间：一般 15～30min 左右。如果感觉减低，可适当加大输出量，或暂时断电 1～2min 左右再行通电。

【注意事项】

1. 电针仪的最大输出电压在 40V 以上者，最大输出电流应控制在 1mA 以内，避免发生触电事故。

2. 调节电流量时，应逐渐从小到大，切勿突然增强，以防引起肌肉强烈收缩，患者不能忍受，或造成弯针、断针、晕针等意外。

3. 有心脏病者，避免电流回路通过心脏。

4. 近延髓、脊髓部位使用电针时，电流输出量宜小。

5. 年老、体弱、醉酒、过饥、过劳者及孕妇慎用。

【常见错误】

1. 选取穴位过多，刺激太强，患者难以接受。

2. 针柄连接电极前，未检查输出点位是否在“O”位，调节输出电流强度时未能从小到大，突然增强。

【思考题】

应用电针仪时如何选穴？

四、艾灸治疗技能

(一) 艾柱间接灸法

【目的】

艾柱间接灸法是指在艾炷下垫一衬隔物放在穴位上施灸的方法。因其衬隔药物的不同，又可分为多种灸法。其火力温和，具有艾灸和垫隔药物的双重作用，患者易于接受，较直接灸法常用，适用于慢性疾病和疮疡等。

【准备】

1. 艾条或艾炷，打火机，新鲜生姜，大蒜，干燥食盐，附子饼。

2. 患者体位舒适，情绪稳定，充分暴露局部皮肤。

【操作步骤】

1. 隔姜灸：将新鲜生姜切成约 0.5cm 厚的薄片，中心处用针穿刺数孔，上置艾炷，放在穴位施灸，当患者感到灼痛时，可将姜片稍许上提，使之离开皮肤片刻，旋即放下，再行灸治，反复进行。或在姜片下衬一些纸片，放下再灸，直到局部皮肤潮红为止。本法简便易行，一般不会引起烫伤，临床应用较广。生姜味辛，性微温，具有解表散寒、温中止呕的作用。此法多用于治疗外感表证和虚寒性疾病，如感冒、咳嗽、风湿痹痛、呕吐、腹痛、泄泻等。

2. 隔蒜灸：用独头大蒜切成约 0.5cm 厚的薄片，中间用针穿刺数孔，放在穴位或肿块上(如未溃破化脓的脓头处)，用艾炷灸之，每灸 4～5 壮，换去蒜片，每穴一次可灸 5～7 壮。因大蒜液对皮肤有刺激性，灸后容易起泡，故应注意防护。大蒜味辛，性温，有解毒、健胃、杀虫之功。本法多用于治疗肺痨、腹中积块及未溃疮疖等。

3. 隔盐灸：又称神阙灸，本法只适于脐部。患者仰卧屈膝，以纯白干燥的食盐填平脐孔，再放上姜片和艾炷施灸。如患者脐部凸出，可用湿面条围脐如井口，再填盐于脐中，如上法施灸。加施姜片的目的是隔开食盐和艾炷的火源，以免食盐遇火起爆，导致烫伤。这种方法对急性腹痛、吐泻、痢疾、四肢厥冷和虚脱等证，具有回阳救逆的作用。凡大汗亡阳、肢冷脉伏之脱证，可用大艾炷连续施灸，不计壮数，直至汗止脉起，体温回升，症状改善为度。

4. 隔附子(饼)灸：以附子片或附子饼(将附子切细研末，以黄酒调和作饼，厚约0.5cm，直径约2cm)作间隔，上置艾炷灸之。由于附子辛温火热，有温肾补阳的作用，故用来治疗各种阳虚证，如阳痿、早泄以及外科疮疡久溃不敛、阴疽等。可根据病情选取适当部位灸治，饼干更换，直至皮肤出现红晕为度。灸时在药饼下衬垫纱布，以防烫伤，药饼灸后可重复再用。

【注意事项】

1. 施灸前应向患者说明施术要求，消除恐惧心理，取得患者的合作。

2. 临床施灸应选择正确的体位，要求患者的体位平正舒适，既有利于准确选定穴位，又有利于艾炷的安放和施灸的顺利完成。

3. 艾炷灸的施灸量常以艾炷的大小和灸壮的多少为标准。一般情况下，凡初病、体质强壮的患者艾炷宜大，壮数宜多；久病、体质虚弱的患者艾炷宜小，壮数宜少。

4. 临床上凡属阴虚阳亢、邪实内闭及热毒炽盛等病证，应慎用灸法。颜面五官、阴部、有大血管分布等部位不宜选用直接灸法，妊娠期妇女的腹部及腰骶部不宜施灸。

5. 施灸时要注意防止艾火脱落，以免造成皮肤及衣物的烧损。灸疗过程中，要随时了解患者的反应，及时调整灸火与皮肤间的距离，掌握灸疗的量，以免造成施灸太过，引起灸伤。灸后若局部出现水泡，只要不擦破，可任其自然吸收。若水泡过大，可用消毒针从泡底刺破，放出水液后，再涂以龙胆紫药水。对于化脓灸者，在灸疮化脓期间，不宜从事体力劳动，要注意休息，严防感染。若有继发感染，应及时对症处理。

6. 施术的诊室，应注意通风，保持空气清新，避免烟尘过浓，污染空气，伤害人体。

【常见错误】

1. 体位选择不当，导致艾炷灰烬落于皮肤，引起烫伤。
2. 灸伤处理不当，引起感染。

【思考题】

如何处理、预防灸伤？

（二）艾条悬灸法

【目的】

艾条悬灸法是将点燃的艾条悬于施灸部位之上的一种灸法，又分为温和灸、回旋灸和雀啄灸。一般艾火距皮肤有一定的距离，灸10～20min，以灸至皮肤温热红晕，而又不致烧伤皮肤为度。

【准备】

1. 艾条,打火机。

2. 患者体位舒适,情绪稳定,充分暴露局部皮肤。

【操作步骤】

1. 温和灸:将艾条的一端点燃,对准应灸的腧穴部位或患处,约距离皮肤 2～3cm,进行熏烧,使患者局部有温热感而无灼痛为宜,一般每穴灸 10～15min,至皮肤红晕为度。如遇到昏厥或局部知觉减退的患者时,医者可将食、中两指置于施灸部位两侧,通过医生的手指来测知患者局部受热程度,以便随时调节施灸距离,掌握施灸时间,防止烫伤。

2. 雀啄灸:施灸时,艾条点燃的一端与施灸部位的皮肤并不固定在一定的距离,而是像鸟雀啄食一样,一上一下地移动。

3. 回旋灸:施灸时,艾条点燃的一端与施灸皮肤虽保持一定的距离,但位置不固定,而是均匀地向左右方向移动或反复旋转地进行灸治。

【注意事项】

1. 施灸后局部皮肤仅有微红灼热,属于正常现象,很快就可以消失,无须处理。

2. 施灸用过的艾条应完全熄灭,以防复燃。

【常见错误】

1. 施灸后局部皮肤微红或有灰烬,患者用力搓揉,造成皮肤破损。

2. 施灸时间过长,导致烫伤。

【思考题】

如何判断施灸时患者局部受热程度?

(三)温针灸法

【目的】

温针灸是针刺与艾灸结合应用的一种方法,适用于既需要留针又适宜用艾灸的病症。

【准备】

1. 毫针,艾条或艾炷,打火机,常规消毒用品。

2. 患者体位舒适,情绪稳定,充分暴露局部皮肤。

【操作步骤】

将针刺入腧穴得气后并给予适当补泻手法而留针时,将纯净细软的艾绒捏在针尾上,或用一段长约 2cm 的艾条,插在针柄上,点燃施灸。待艾绒或艾条烧完后除去灰烬,将针取出。

【注意事项】

1. 使用时防止艾火脱落烧伤皮肤或燃着衣物床单等。
2. 患者感觉太热时调整针刺深度，或在皮肤上垫纸片隔热。

【常见错误】

未在皮肤上垫以纸片等间隔物，导致艾火脱落烫伤皮肤。

【思考题】

温针灸法的优点有哪些？

五、拔罐法

【目的】

拔罐法是一种以罐为工具，利用燃烧、抽吸、挤压等方法抽出罐内空气，造成负压，使罐吸附于体表腧穴或患处产生刺激，以防治疾病的方法。通过吸拔，可引起局部充血或瘀血，起到活血行气、止痛消肿的作用。

【准备】

1. 罐，打火机，95％酒精棉球或纸团，镊子，常规消毒用品等。
2. 患者体位舒适，情绪稳定，充分暴露局部皮肤。

【操作步骤】

1. 火罐法：

(1) 闪火法：用镊子夹住酒精棉球，或用纸卷成筒条状，点燃后在火罐内壁中段绕1～2圈，或稍作短暂停留后，迅速退出并及时将罐扣在施术部位上，即可吸住。此法比较安全，不受体位限制，是较常用的拔罐方法。

(2) 投火法：将纸团或酒精棉球点燃后，投入罐内，然后迅速将罐扣在施术部位。此法适用于侧面拔。

(3) 贴棉法：用直径约为2cm的棉花片，厚薄适中，浸少量75％～95％酒精，贴在罐内壁的中段，以火柴点燃，扣在施术部位上，即可吸住。此法多用于侧面拔。

2. 水罐法：用5～10枚完好无损的竹罐，放在锅内，加水煮沸，用镊子将罐口朝下夹出，迅速用凉毛巾紧扪罐口，立即将罐扣在应拔部位，即能吸附在皮肤上。锅内可放入适量的祛风活血药物，如羌活、独活、当归、红花、麻黄、艾叶、川椒、木瓜、川乌、草乌等，即称药罐，多用于治疗风寒湿痹等症。

3. 抽气法：先将备好的抽气罐紧扣在需拔罐的部位上，用抽气筒将罐内的空气抽出，使之产生所需负压，即能吸住，此法适用于任何部位拔罐。

4. 拔罐法的运用：

(1) 闪罐法：适应于肌肉比较松弛、吸拔不紧或留罐有困难部位，以及局部皮肤麻木或感觉功能减退的患者。操作方法是将罐拔上后立即取下，如此反复吸拔多次，至皮肤潮红为度。需注意闪罐大多采用火罐法，且所用的罐不宜过大。

(2) 留罐法：又称坐罐法，拔罐后将罐留置一定时间，一般留置 5～15min。罐大吸拔力强的应适当减少留罐时间，夏季及肌肤薄处，留罐时间也不宜过长，以免起泡损伤皮肤。

(3) 走罐法：又名推罐法、飞罐法，一般用于面积较大，肌肉丰厚的部位，如腰背部、大腿等处。须选口径较大的罐，罐口要求平滑较厚实，最好选用玻璃罐。先在罐口涂一些润滑油脂或在走罐所经皮肤上涂以润滑油脂，将罐吸拔好后，以手握住罐底，稍倾料，即推动罐的后边着力，前边略提起，慢慢向前推动，这样在皮肤表面上下、左右或循经，来回推拉移动数次，至皮肤潮红为度。

(4) 针罐法：先在选定的穴位上施行针刺，待达到一定的刺激量后或按病情需要施以补泻手法后，将针留在原处，再以针刺处为中心，拔上火罐。如再与药罐结合，称为“针药罐”，多用于风湿病等。

(5) 刺血(刺络)拔罐法：先用三棱针按病变部位的大小和出血量要求刺破小血管，然后拔以火罐，以此可加强刺血法的疗效。此法应用较广泛，多用于各种急慢性软组织损伤、神经性皮炎、痤疮、皮肤瘙痒症、丹毒、哮喘、坐骨神经痛。

5. 起罐法：用一手拿住火罐，另一手将火罐口边缘的皮肤轻轻按下，或将抽气罐特制的进气阀拉起，待空气缓缓进入罐内后，罐即落下。

【注意事项】

1. 拔罐时要选择适当体位和肌肉丰满的部位。若体位不当、移动、骨骼凹凸不平、毛发较多的部位均不适用。

2. 拔罐时要根据所拔部位的面积大小来选择大小适宜的罐。操作时必须迅速，才能使罐拔紧，吸附有力。

3. 用火罐时应注意勿灼伤或烫伤皮肤。

4. 皮肤有过敏、溃疡、水肿及大血管分布部位，不宜拔罐。高热抽搐者，以及孕妇的腹部、腰骶部位，不宜拔罐。

【常见错误】

1. 火罐闪火法操作时烧到罐口，灼伤皮肤。贴棉法操作时酒精过多，滴下烫伤皮肤。

2. 在大血管上施用刺血(刺络)拔罐法，造成出血过多。

3. 起罐时硬拔，损伤皮肤。或起罐太快，空气快速进入罐内，负压骤减，患者产生疼痛。

【思考题】

常用的拔罐方法有哪些？

第三节　推拿治疗技能

一、摆动类推拿手法

【目的】

以指、掌、腕或前臂做协调的连续摆动的一类手法，均属于摆动类手法。

【操作步骤】

1. 一指禅推法：

（1）指端一指禅推法：以拇指指端着力于一定部位或穴位，通过指间关节的屈伸和腕关节的摆动，使产生的力持续地作用在治疗部位上（图 8-1）。

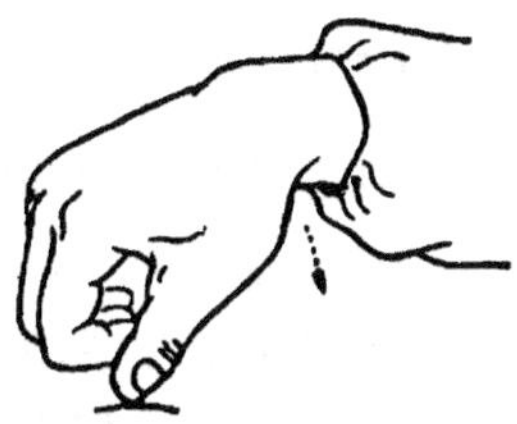

图 8-1　一指禅推法

（2）偏峰一指禅推法：以拇指的偏峰着力于一定部位或穴位，通过指间关节的屈伸和腕关节的摆动，使产生的力持续地作用在治疗部位上。

（3）罗纹面一指禅推法：以拇指的罗纹面着力于一定部位或穴位，通过指间关节的屈伸和腕关节的摆动，使产生的力持续地作用在治疗部位上。本法亦可以用拇指的罗纹面着力于一定部位，其余四指附着于肢体的另一侧，通过指间关节的屈伸和腕关节的摆动，使产生的力持续地作用在治疗部位上。

（4）跪推法：以拇指指间关节的背侧着力于治疗部位，通过腕关节的摆动使产生的力持续地作用在治疗部位上。

2. 滚法：

（1）侧滚法：用手背近小指侧着力于一定部位，以小指掌指关节背侧为支点，肘关节微屈并放松，靠前臂的旋转及腕关节的屈伸，使产生的力持续地作用在治疗部位上（图 8-2、图 8-3）。

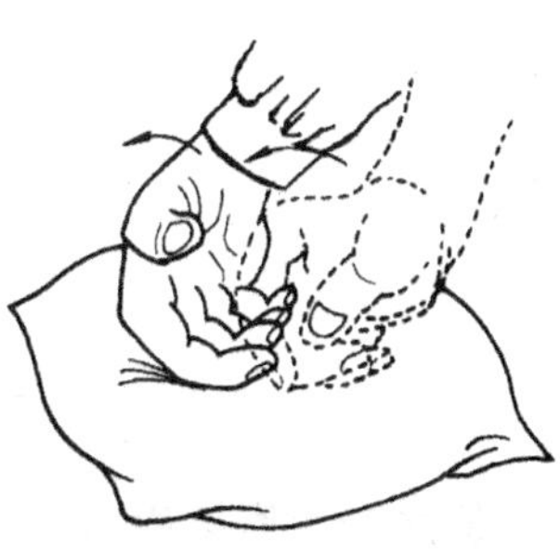

图 8-2　滚法（屈腕前臂旋前）

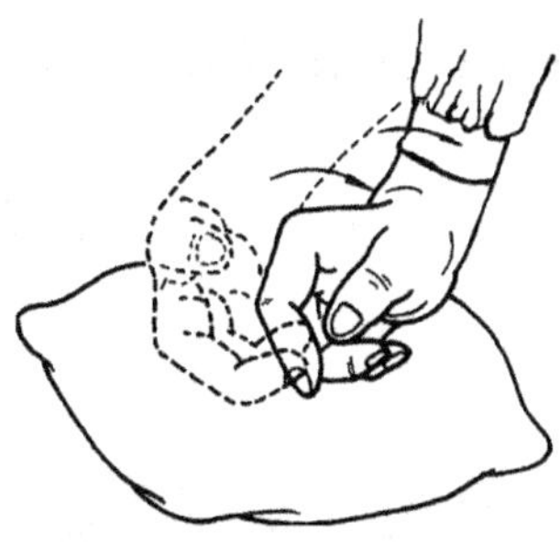

图 8-3　滚法（伸腕前臂旋后）

（2）立滚法：用小指、无名指、中指背侧及其掌指关节着力于一定部位，以小指掌指关节背侧为支点,肘关节伸直,靠前臂的旋转及腕关节的屈伸,使产生的力持续地作用在治疗部位上。

3. 揉法:

(1) 指揉法:用指端着力于一定的部位,做轻柔缓和的环旋活动。

(2) 掌揉法:用掌着力于一定的部位,做轻柔缓和的环旋活动。

(3) 鱼际揉法:用大鱼际或小鱼际着力于一定的部位或穴位,做轻柔缓和的环旋活动。

(4) 掌根揉法:用掌根着力于一定的部位,做轻柔缓和的环旋活动;亦可双掌重叠,以掌根着力于一定的部位,左右方向地用力按揉(见图8-4)。

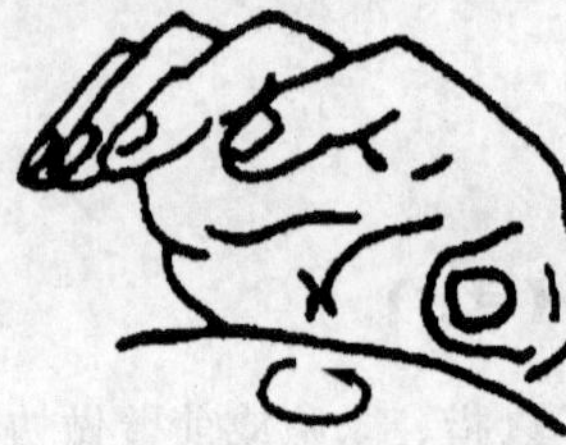

图8-4 掌根揉法

(5) 前臂揉法:用前臂的尺侧着力于一定的部位,用力做环旋揉动或左右揉动。

(6) 肘揉法:用尺骨鹰嘴着力于一定的部位,用力做环旋揉动或左右揉动。

【注意事项】

1. 一指禅推法操作时应注意沉肩、垂肘、悬腕、掌虚、指实、紧推、慢移。

2. 滚法操作时,腕关节要放松,前臂摆动要灵活。肘关节屈曲约120°~140°,腕关节屈伸幅度应在120°左右(屈腕约80°,伸腕约40°),接触部位要吸定,不可拖动、跳动与摩擦。

3. 揉法动作要轻柔缓和,协调而有节律。移动时应在吸定的基础上进行,应遵循"螺旋式移动"和"紧揉慢移"的原则。指揉:掌指关节保持一定的紧张度;大鱼际揉:前臂有推旋动作,腕部宜放松;掌根揉:腕关节略有背伸,松紧适宜。

【常见错误】

1. 一指禅推法操作时腕关节用力勾紧,影响了腕关节的灵活度。

2. 滚法操作时肘关节屈曲角度过大,不利于前臂旋转运动;角度过小,不利于腕关节屈伸运动。速度忽快忽慢,压力时轻时重,动作不协调,无节律性。

3. 指揉法操作时腕关节较硬,动作不灵活。大鱼际揉法及掌揉法操作时有体表的摩擦动作及用力向下按压。

【思考题】

简述一指禅推法、滚法、揉法的动作要领。

二、摩擦类推拿手法

【目的】

以指、掌及肘后部在体表进行直线往返或环旋操作,使之产生摩擦感的一类手法,统称为摩擦类手法。

【操作步骤】

1. 摩法：

(1) 掌摩法(摩腹法)：以掌置于腹部，做环形而有节律的抚摩。常按如下顺序进行：胃脘部⇒上腹⇒脐⇒小腹⇒右下腹⇒右上腹⇒左上腹⇒左下腹。

(2) 指摩法：以食指、中指、无名指、小指指面附着在治疗部位上，做环形而有节律的抚摩。本法用于面部、胸部或某些穴位。

2. 擦法：

(1) 掌擦法：用全掌着力于施治部位，做往返直线快速擦动。本法接触面积大，产热低且慢，主要用于腰骶、四肢、肩部。

(2) 小鱼际擦法：用手的尺侧(小鱼际)着力于施治部位，做往返直线快速擦动。本法接触面积小，产热高且快，主要用于腰骶、肩背及四肢。

(3) 大鱼际擦法：用大鱼际着力于施治部位，做往返直线快速擦动。本法接触面积小，产热较快，主要用于上肢及颈肩部。

3. 推法：

(1) 掌推法：用掌根着力于治疗部位上，进行单方向的直线推动。推动时应轻而不浮，重而不滞。本法多用于背部、胸腹部、季肋部、下肢部。

(2) 指推法：用拇指端、拇指罗纹面或食指、中指、无名指三指指端着力于治疗部位上，进行单方向的直线推动。本法用于肌腱及腱鞘部位。

(3)肘推法：用肘关节尺骨鹰嘴着力于治疗部位上，进行单方向的直线推动。本法用于脊柱两侧。

(4) 拇指分推法：以两手拇指的桡侧置于前额部位，自前额正中线向两旁分推。

(5) 十指分推法：十指微屈，自胸部正中线沿肋间隙向两侧分推，亦称开胸顺气。

(6) 鱼际分推法：以两手拇指桡侧及大鱼际着力于腹部，自腹部正中线沿肋弓向两侧分推。

(7) 合推法：以两手拇指或掌从施治部位的两边向中间推动。

4. 抹法：用双手拇指的罗纹面着力于一定部位，以拇指的近端带动远端，做上下或左右的单方向移动。本法用于前额部。

5. 搓法(掌搓法)：以两手夹住肢体，相对用力，做相反方向的快速搓动，同时上下往返移动。本法主要用于上肢部。

【注意事项】

1. 摩法操作时肩臂部放松，肘关节屈曲约 40°～60°。指摩法时腕关节要保持一定的紧张度，掌摩法时则腕部要放松。摩动的速度、压力宜均匀。

2. 擦法操作时，肩关节宜放松，肘关节宜自然下垂并内收。着力部分要紧贴体表，压力要适度，须直线往返运行，往返的距离多数情况下应尽力拉长，而且动作要连续不断，犹如拉锯状。指擦法时应以肘关节为支点，前臂为动力源，擦动的往返距离宜小，掌擦法、大鱼际擦法及小鱼际擦法均以肩关节为支点，上臂为动力源，擦动的往返距离宜大，以透热为度。

3. 推法操作时着力部位要紧贴体表，单向直线推进，推进的速度宜缓慢均匀，压力要平稳适中。

4. 抹法操作时手指罗纹面或掌面要贴紧施术部位皮肤，用力要均匀适中，动作要和缓灵活。

5. 搓法操作时双手用力要对称，动作要协调、连贯。搓动的速度应快，上下移动的速度宜慢。

【常见错误】

1. 摩法操作时带有用力按压动作。

2. 擦法操作时压力过大擦破皮肤，运行的路线歪斜。擦法操作完毕，又于所擦之处使用其他手法，造成破皮。

3. 推法操作时推进速度过快，压力过重而推破皮肤或用力过轻，或歪曲斜推。

4. 抹法操作时施力过轻，手法飘浮，抹而无功；施力过重，手法重滞，失去了灵活性。

5. 搓法操作时施力过重。

【思考题】

简述摩法与揉法的区别。

三、挤压类推拿手法

【目的】

以指、掌或肢体其他部分按压体表穴位或部位，使之产生挤压感觉的一类手法，统称为挤压类手法。

【操作步骤】

1. 按法：

(1) 指按法：以拇指罗纹面着力于施术部位，余四指张开，置于相应位置以支撑助力，腕关节屈曲约40°～60°。拇指主动用力，垂直向下按压。当按压力达到所需的力度后，稍停片刻，然后松劲撤力，再重复按压，使按压动作既平稳又有节奏感。

(2) 掌按法：以单手或双手掌面置于施术部位。以肩关节为支点，利用身体上半部的重量，通过上、前臂传至手掌部，垂直向下按压，用力原则同指按法。

2. 捏法：用拇指和食、中指指面，或用拇指和其余四指指面夹住肢体或肌肤，相对用力挤压，随即放松，再用力挤压、放松，重复以上挤压、放松动作，并循序移动。

3. 拿法：以拇指和其余手指的指面相对用力，捏住施术部位肌肤并逐渐收紧、提起，腕关节放松。以拇指同其他手指的对合力进行轻重交替、连续不断的提捏并施以揉动。

4. 捏脊法：捏法作用于背部称为捏脊或捏积。捏脊能调理胃肠蠕动，促进消化吸收，提高人体抵抗力，并对失眠有一定效果。

(1) 三指捏法：两手腕关节略背伸，拇指横抵于皮肤，食、中两指置于拇指前方的皮肤处，以三指捏拿肌肤，两手边捏边交替前进。

(2) 二指捏法：两手腕关节略尺偏，食指中节桡侧横抵于皮肤，拇指置于食指前方的皮肤处，以拇指、食指捏拿皮肤，边捏边交替前进。

捏脊方向为自下而上，从臀裂至颈部大椎穴。一般捏 3～5 遍，以皮肤微微发红为度。在捏最后一遍时，常常捏三下，向上提一次，称为"捏三提一"。

5. 捻法：用拇指罗纹面与食指桡侧缘夹住治疗部位，做上下快速揉捻。本法用于手指部和耳部。

6. 掐法：

(1) 双手掐法：以两手的拇、食指相对用力，挤压人体的一定部位或穴位。

(2) 单手掐法；以单手拇指指端掐按人体的穴位，如掐人中。

【注意事项】

1. 按法操作时用力方向多为垂直向下或与受力面相垂直，用力原则是由轻而重，再由重而轻，稳而持续。掌按法应以肩关节为支点。指按法宜悬腕，指按后常施以揉法，有"按一揉三"之说。

2. 捏法操作时拇指与其余手指要以指面着力，施力时双方力量要对称，用力均匀而柔和，动作连贯而有节奏感。

3. 拿法操作时用拇指和其余手指的指面着力，腕部放松，动作柔和灵活，连绵不断，富有节奏感。拿法为复合手法，捏提中宜含有揉动之力。

4. 捏脊法操作时应沿直线捏，捏拿肌肤松紧要适宜。

5. 捻法操作时手指要灵活轻快，用力平稳。

6. 掐法操作时需取准穴位，避免刺破皮肤，一般操作 4～5 次或中病即止。

【常见错误】

1. 按法操作时手法突发突止，暴起暴落。掌按法操作时以肘关节为支点，导致操作者疲乏，力度难以控制。

2. 捏法操作时用指端着力，失去挤压的力量；或含有揉的成分，变成了拿法。

3. 拿法操作时用指端内扣。初习者动作死板僵硬，用力久拿，伤及腕部与手指的屈肌肌腱及腱鞘。

4. 捏脊法操作时用力过轻，肌肤从手指间滑脱或前进方向发生歪斜。

5. 捻法用力过紧而呆滞，或过松而不够着实。

【思考题】

简述捏法和拿法的区别。

四、振动类推拿手法

【目的】

以节律性轻重交替的活动，持续地作用于肢体，使之产生振动感觉的一类手法，统称为振动类手法。

【操作步骤】

抖法

1. 抖上肢法：患者坐位或站位，肩、上臂放松。术者站其体侧，身体稍前屈，双手握其腕或同侧手相握，使患肢外展 60°，做连续小幅度抖动，使抖动感由远端向近端传导。

2. 抖下肢法：患者卧位，下肢伸直或屈曲，足跟、下肢放松。术者双手握其踝，抬离床面 15cm，做连续小幅度抖动，使抖动感由远端向近端传导。

【注意事项】

1. 松：被抖动的肢体自然伸直，肌肉放松。
2. 传：连续小幅度抖动，使抖动感由远端向近端传导。
3. 小：抖动幅度小，通常在 2～3cm 以内。
4. 快：抖动频率快，上肢 250 次/min，下肢 100 次/min。
5. 有肩、臂、腕习惯性脱位者禁用。腰痛重，活动受限，肌肉紧张者禁用。

【常见错误】

1. 患者肌肉不放松，导致抖动的力量不能发挥。
2. 术者屏气。

【思考题】

拿法的操作要领有哪些？

五、叩击类推拿手法

【目的】

用手掌、拳背、小鱼际、指端或棒等，有节律地拍打肢体体表，使之产生叩击感觉的一类手法，统称为叩击类手法。

【操作步骤】

1. 击法：

(1) 掌根击法：手指微屈，腕略背伸，以掌根着力，有弹性、有节律地击打体表。本法用于腰背部。

(2) 侧击法：五指伸直分开，腕关节伸直，以手的尺侧(包括第 5 指和小鱼际)着力，双手交替有弹性、有节律地击打体表。也可两手相合，同时击打施治部位。本法用于颈肩、腰背及下肢后侧。

(3) 指尖击法：两手五指屈曲，以指尖着力，有弹性、有节律地击打患者头部。本法用于头部。

(4) 拳击法：以拳面、拳背、拳底有弹性地击打患者的体表。本法用于背部、腰骶、下肢。

(5) 桑枝棒击法：医生手握拍打棒的手柄，有弹性、有节律地击打患者的腰背部及下肢的后侧。

2. 拍法：五指并拢，掌指关节微屈，使掌心空虚。腕关节放松，前臂主动运动，上下挥臂平稳而有节奏地用虚掌拍击施术部位。用双掌拍打时，宜双掌交替操作。

3. 弹法：医生先用拇指指腹按压住食指的指甲，然后食指、中指、无名指、小指依次快速地弹出，有弹性地击打患者的头部。

4. 点法：

(1) 拇指端点法：手握空拳，拇指伸直并紧靠于食指中节，以拇指端着力于施术部位或穴位上。前臂与拇指主动发力，进行持续点压。

(2) 屈拇指点法：屈拇指，以拇指指间关节桡侧着力于施术部位或穴位，拇指端抵于食指中节桡侧缘以助力。前臂与拇指主动施力，进行持续点压。

(3) 屈食指点法：屈食指，其他手指相握，以食指第一指间关节突起部着力于施术部位或穴位上，拇指末节尺侧缘紧压食指指甲部以助力。前臂与食指主动施力，进行持续点压。

【注意事项】

1. 击法操作时动作要灵活而有节奏，力量适中，速度轻快而有连贯性。

2. 拍法操作时动作要平稳，要使整个掌、指周边同时接触体表，声音清脆而无疼痛。腕部要放松。以皮肤轻度充血发红为度。

3. 点法操作时用力要由轻到重，稳而持续，要有“得气”的感觉，以能忍受为度。用力方向宜与受力面相垂直。年老体弱、久病虚衰者不可施用点法。

【常见错误】

1. 拍法操作时力量偏移，易抽击皮肤而疼痛。

2. 点法操作时突然发力或突然收力。拇指端点法时拇指罗纹面没有贴紧食指中节外侧，导致用力时扭伤拇指指间关节。

3. 点后没有应用放松类手法，导致气血积聚及点法所施部位或穴位的局部软组织损伤。

【思考题】

常用击法有哪些？

（石君杰）

第九章　康复适宜技能

第一节　常用康复评定方法

一、关节活动度评定

关节活动度是指作用于关节的肌肉随意收缩，使关节活动所通过的运动弧。

【目的】

1. 确定是否有关节活动受限及活动受限的程度。
2. 发现影响关节活动的原因。
3. 确定适宜的治疗目标，判定可能康复的程度。
4. 为选择适当的治疗方式、方法提供客观依据。
5. 客观测量关节活动范围的进展情况，以评价康复治疗、训练的效果。

【准备】

量角器(图 9-1)、卷尺等。

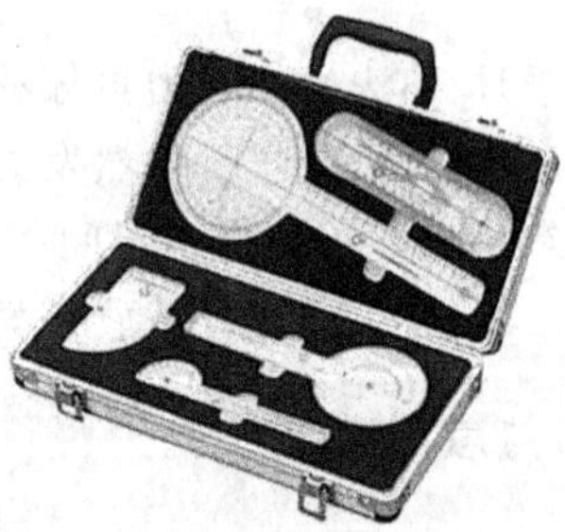

图 9-1　量角器

【操作步骤】

1. 患者处于舒适体位，露出要测量的关节。
2. 确定相应骨性标志。
3. 量角器的轴心对准关节轴心，固定臂与构成关节的近端骨长轴平行，活动臂与构成关节远端骨长轴平行。
4. 嘱患者活动，记录活动臂移动的角度为主动关节活动度。
5. 上肢主要关节活动度测量(表 9-1)。

表 9-1 上肢主要关节活动度测量

关节	运动	受检体位	测角计放置方法			正常值
			轴心	固定臂	移动臂	
肩	屈、伸	坐或立位，臂置于体侧，肘伸直	肩峰	与腋中线平行	与肱骨纵轴平行	屈 0～180° 伸 0～50°
	外展	坐和立位，臂置于体侧，肘伸直	肩峰	与身体中线平行	与肱骨纵轴平行	外展 0～180° 内收 0～75°
	内、外旋	侧卧，肩外展 90°，肘屈 90°	鹰嘴	与腋中线平行	与前臂纵轴平行	各 0～90°
肘	屈、伸	仰卧或坐或立位，臂取解剖位	肱骨外上髁	与肱骨纵轴平行	与桡骨纵轴平行	0～160°
桡尺	旋前、旋后	立位，上臂置于体侧，肘屈 90°，前臂中立位	尺骨茎突	与地面垂直	腕关节背面（测旋前）或掌面（测旋后）	各 0～90°
腕	屈、伸	坐或立位，前臂完全旋前	尺骨茎突	与前臂纵轴平行	与第二掌骨纵轴平行	屈 0～90° 伸 0～70°
	尺桡侧偏移（尺桡侧外展）	坐位，肘、前臂旋前，腕中立位	腕背侧中点	前臂背侧中线	第三掌骨纵轴	桡偏 0～25° 尺偏 0～55°

6. 下肢主要关节活动度测量（表 9-2）。

表 9-2 下肢主要关节活动度测量

关节	运动	受检体位	测角计放置方法			正常值
			轴心	固定臂	移动臂	
髋	屈	仰卧或侧卧，对侧下肢伸直	股骨大转子	与身体纵轴平行	与股骨纵轴平行	0～125°
	伸	侧卧，被测下肢在上	同上	同上	同上	0～15°
	内收、外展	仰卧	髂前上棘	左右髂前上棘连线的垂直线	髂前上棘至髌骨中心的连线	各 0～45°
	内旋、外旋	侧卧，两小腿于床缘外下垂	髌骨下端	与地面垂直	与胫骨纵轴平行	各 0～45°
膝	屈、伸	俯卧、侧卧或坐在椅子边缘	股骨外髁	与股骨纵轴平行	与胫骨纵轴平行	屈 0～135° 伸 0°
踝	背屈、跖屈	侧卧，踝处于中立位	腓骨纵轴线与足外缘交叉处	与腓骨纵轴平行	与第五跖骨纵轴平行	背屈 0～20° 跖屈 0～50°
	内翻、外翻	俯卧，足位床缘外	踝后方两踝中点	小腿后纵轴	轴心与足跟中点连线	内翻 0～30° 外翻 0～25°

【注意事项】

1. 在正确体位下检查，严格操作，充分暴露受检关节。

2. 同一患者应由专人测量，每次测量应取相同位置，两侧相比较。

3. 关节的主动运动范围与被动运动范围不一致时，提示有关节外的肌肉瘫痪，肌腱挛缩或粘连等问题存在，应以关节被动活动的范围为准，或同时记录主动及被动时的关节活动范围。先检主动活动范围，后检被动活动范围。

4. 固定好量角器，轴心对准关节中心或规定的标志点，关节活动时要防止其固定臂移动。

5. 避免在按摩、运动及其他康复治疗后立即进行检查。

【常见错误】

1. 轴心位置不对。

2. 固定臂移动臂调换。

3. 量角器读错(大小角)。

【思考题】

1. 导致关节活动度异常的常见原因有哪些?

2. 正常肩、肘、碗、髋、膝、踝关节活动的角度是多少?

二、徒手肌力评定

肌力检查是康复医学中常用的评定技术。肌力是指肌肉收缩的力量，肌力检查是测定受试者在主动运动时肌肉或肌群的收缩力量，藉以评定肌肉的功能状态。肌力检查在肌肉、骨骼、神经系统，尤其是周围神经系统病变中尤为重要。

【目的】

1. 判断有无肌力下降及肌力下降的程度和范围。

2. 为制订治疗、训练计划提供依据。

3. 定期检查神经肌肉病变的恢复程度和速度，以检验治疗训练的效果。

【准备】

治疗床、凳子、滑板等。

【操作步骤】

1. 让受试者采取标准受试体位，对受试肌肉作标准的测定动作，观察该肌肉完成受试动作的能力，必要时由测试者用手施加阻力或助力，判断该肌肉的收缩力量。

2. 结果及记录：将测定肌肉的力量分为0、1、2、3、4、5级。每级的指标是依据受试肌肉收缩时所产生的肌肉活动、带动的关节活动范围、抵抗重力和阻力的情况而定。

0级　受试肌肉无收缩。代表符号(zero,O)，评定结果为：全瘫，肌力为正常肌力的0%。

1级 肌肉有收缩，但不能使关节活动。代表符号(trace，T)，评定结果为：微有收缩，肌力为正常肌力的10%。

2级 肌肉收缩能使肢体在去除重力条件下做关节全范围活动。代表符号(poor，P)，评定结果为：差，肌力为正常肌力的25%。

3级 肌肉收缩能使肢体在抵抗重力条件下做关节全范围活动，但不能抵抗外加阻力。代表符号(fair，F)，评定结果为：尚可，肌力为正常肌力的50%。

4级 肌肉收缩能使肢体抵抗重力和部分外加阻力。代表符号(good，G)，评定结果为：良好，肌力为正常肌力的75%。

5级 肌肉收缩能使肢体活动抵抗重力和充分抵抗外加阻力。代表符号(nomal，N)，评定结果为：正常，肌力为正常肌力的100%。

【注意事项】

徒手肌力检查时应尽量排除主观性、片面性以及一些不利的干扰因素，并应遵循以下原则：

1. 选择适合的测试时机，在运动后、疲劳时或饱餐后不宜做MMT检查。
2. 测试前向患者做好说明，使受试者充分理解并积极合作，并可做简单的预试动作。
3. 采取正确的测试姿势，对3级以下不能抗重力者，测试时应将被测肢体置于除重体位，如在被测肢体下垫一滑板等，以减少肢体活动时的阻力。
4. 也可使用握力计、捏力计、拉力计等仪器检查相应肌肉力量。

【常见错误】

1. 测试2级肌力时需排除体位对肢体重力的影响，故体位容易出错。
2. 测试3级肌力时需保持抵抗重力的体位，容易出错。
3. 4、5级肌肉抗阻时阻力施加的位置不对。

【思考题】

1. 影响肌力的因素有哪些？
2. 提高肌力的方法有哪些？

三、肌张力评定

肌张力(muscle tone)是指人体在安静休息的情况下，肌肉保持一定紧张状态的能力。必要的肌张力是维持肢体位置、支撑体重所必需的；是保证肢体运动控制能力、空间位置、进行各种复杂运动所必要的条件。在中枢神经损伤时，会出现肌张力异常。

【目的】

1. 了解是否存在肌张力异常。
2. 肌张力异常存在的范围及程度。
3. 为制订治疗、训练计划提供依据。

4. 评定治疗效果。

【准备】

治疗床、凳子。

【操作步骤】

1. 患者取舒适卧位，放松肢体。

2. 评定者一手固定关节近端肢体，另一手握住关节远端肢体并进行缓慢的全关节范围活动。

3. 评定方法：

0 级　无肌张力的增加；

Ⅰ级　肌张力轻度增加，被动活动时，ROM 之末时呈现较小阻力；

Ⅰ⁺级　肌张力轻度增加，被动活动时，ROM50％范围内突然卡住；

Ⅱ级　肌张力较明显增加，大部分 ROM 都有阻力，仍能进行被动活动；

Ⅲ级　肌张力严重增加，被动活动困难；

Ⅳ级　僵直，不能进行被动活动。

【注意事项】

1. 要求患者尽量放松，由评定者支持和移动肢体。

2. 所有的运动均应予以评定，且特别要注意在初始视诊时被确定为有问题的部位。

3. 评定者应保持固定形式和持续的徒手接触，并以恒定的速度移动患者肢体。

4. 若欲与挛缩鉴别，可加用拮抗肌的肌电图检查。

5. 在评定过程中，评定者应熟悉正常反应的范围，以便建立估价异常反应的恰当参考。

6. 在局部或单侧功能障碍(如偏瘫)时，注意不宜将非受累侧作为“正常”肢体进行比较。

【常见错误】

1. 阻力方向的判断，被动屈曲受阻则为伸肌张力高，容易混淆。

2. 关节活动度的 50％是判断Ⅰ＋级、Ⅱ级的区别点，容易出错。

【思考题】

1. 影响肌张力的因素有哪些？

2. 肌张力的分类有哪些？

四、平衡协调功能评定

人体平衡(balance，equilibrium)是指身体重心偏离稳定位置时，通过自发的、无意识的或反射性的活动，以恢复质心稳定的能力。协调(coordination)是指人体产生平滑、准确、有控制的运动能力。

【目的】

1. 明确有无平衡协调功能障碍,评估肌肉或肌群共同完成一种作业或功能活动的能力。
2. 帮助了解平衡协调功能障碍的程度、类型及引起平衡协调功能障碍的原因。
3. 为康复计划的制订与实施提供依据。
4. 对训练疗效进行评估。
5. 协助研制协调评定与训练的新设备。

【操作步骤】

1. 在静止状态下能否保持平衡。例如,睁、闭眼坐,睁、闭眼站立(即 Rombcrg's 征),双足靠拢站,足跟对足尖站,单足交替站等。为一级平衡。
2. 在运动状态下能否保持平衡。例如,坐、站立时移动身体,活动四肢。为二级平衡。
3. 人体在外力作用下(包括加速度和减速度)保持身体平衡。为三级平衡。
4. 跟-膝-胫试验(heel-kne-shin test):取仰卧位,上举一侧下肢,用足跟触及对侧膝盖,再沿胫骨前缘下移。小脑损害抬腿触膝时出现辨距不良和意向性震颤,下移时摇晃不稳;感觉性共济失调闭眼时足跟难寻到膝盖。
5. 指指-指鼻试验:嘱患者将前臂外旋、伸直,以食指触自己的鼻尖,再指检查者食指尖,先慢后快,先睁眼后闭眼,反复上述运动。协调障碍时出现辨距不良和意向性震颤。

【注意事项】

1. 平衡反应较为复杂,全部评价是很难的,临床中常仅对部分功能进行评价和观察。
2. 使用平衡仪可以做出客观定量分析,但设备价格昂贵难以推广。
3. 粗大运动的协调障碍(平衡性协调障碍)评定与平衡检查相似,可以一并检查;精细运动的协调障碍评定有很多方法(16 种左右),本文仅介绍最常使用的跟-膝-胫试验、指指-指鼻试验。

【思考题】

1. 影响平衡功能的因素有那些?
2. 协调障碍又叫共济失调,分哪几类?

五、偏瘫运动功能评定

中枢神经损伤所致偏瘫的本质,是由于上运动神经元受损,运动系统失去高位中枢的控制,从而使原始的、被抑制的、皮层下中枢运动反射释放,引起运动模式异常,表现为肌张力增高甚至痉挛,肌群间协调紊乱,出现异常的反射活动即联合反应、共同运动等。

【目的】

1. 通过评定了解偏瘫患者处于何种发展和恢复阶段,为康复计划的制订与实施提供依据。
2. 评价康复治疗效果、判断预后。

【评定方法】

采用 Brunnstrom 评价法(表 9－3)。Brunnstrom 把偏瘫的发生发展恢复划分为六阶段(图 9－2)：

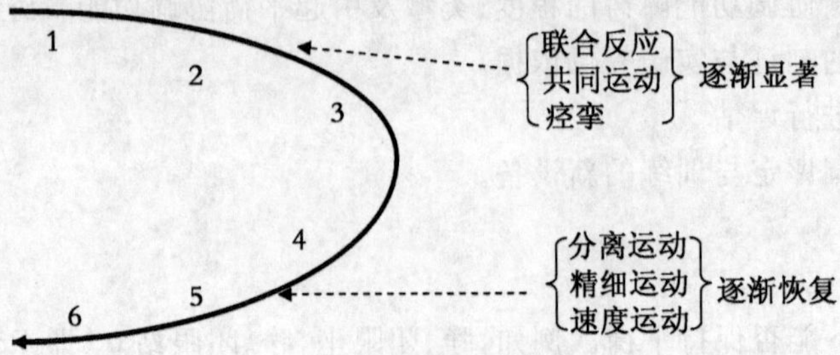

图 9－2　偏瘫六阶段

阶段 1　为发病后急性期，约数日到 2 周，患侧上下肢呈弛缓性瘫痪。这是锥体束休克所致。

阶段 2　为发病约 2 周后，痉挛开始出现，无随意运动，出现联合反应。

阶段 3　为发病约 1 月左右，痉挛加重，可随意引起共同运动。

阶段 4　为发病约 2 月左右，共同运动模式减弱，开始出现脱离共同运动的分离运动，痉挛开始减弱。

阶段 5　为发病约 3 月左右，分离运动充分，痉挛明显减轻。

阶段 6　为运动灵活、协调、与健侧比较基本相同。

表 9－3　Brunnstrom 评价法

阶段	功能评级	上　肢	手	下　肢
1	Ⅰ	弛缓，无随意运动	弛缓，无随意运动	弛缓，无随意运动
2	Ⅱ	开始出现共同运动或其成分，不一定引起关节运动	仅有极细微的屈曲	最小限度的随意运动
3	Ⅲ	痉挛加剧，可随意引起共同运动，并有一定的关节运动	能全指屈曲，勾状抓握，但不能伸展	坐位和立位时，有髋、膝、踝的协同屈曲
4	Ⅳ	痉挛开始减弱，出现一些脱离共同运动模式的运动： 1. 手能置于腰后； 2. 上肢前屈 90°(肘伸展)； 3. 屈肘 90°，前臂能旋前、旋后	能侧方抓握及拇指带动松开；手指能半随意地、小范围地伸展	1. 坐位，足跟触地，踝能背屈； 2. 坐位，足可向后滑动，使屈膝大于 90°
5	Ⅴ	痉挛减弱，基本脱离共同运动，出现分离运动： 1. 上肢外展 90°(肘伸展，前臂旋前)； 2. 上肢前平举及上举过头(肘伸展)； 3. 肘伸展位，肩前屈 30°～90°前臂能旋前、旋后	1. 用手掌抓握，能握住圆柱及球形物，但不熟练； 2. 能随意全指伸开，但范围大小不等	从共同运动到分离运动： 1. 健腿站，患侧髋伸展位能屈膝； 2. 立位，膝伸直，足稍向前踏出，踝能背屈

续　表

阶段	功能评级	上　　肢	手	下　肢
6	Ⅵ	痉挛基本消失，协调运动正常或接近正常	1. 能进行各种抓握； 2. 全范围的伸指； 3. 可进行单个指活动但比健侧稍差	协调运动大致正常： 1. 立位髋能外展超过骨盆上提的范围； 2. 坐位，伸膝可内外旋下肢，并伴有足内外翻

【注意事项】

1. 并不是所有患者都完全按六阶段发展，有些不经历软瘫期，有些直接进入Ⅳ、Ⅴ阶段，有些永远停留在第Ⅲ阶段。所以临床评定时根据实际情况判断分级。

2. 部分患者共同运动及分离运动不典型，个体差异大，评定时应抓住主要特点。

3. 偏瘫患者因存在运动模式异常，肌张力异常，故一般不进行肌力评定，但达Brunnstrom 5 级的患者可进行肌力评定。

【常见错误】

1. 共同运动与联合反应的概念容易混淆。

2. 4 级与 5 级动作的判断容易出错，关键是要分清部分分离运动与完全分离运动的本质。

【思考题】

1. 联合反应、共同运动的定义各是什么？

2. 请描述偏瘫患者上下肢的痉挛模式。

六、截瘫平面、损伤程度评定

【目的】

1. 通过评定了解患者脊髓损伤的程度和平面，为康复计划的制订与实施提供依据。

2. 评价康复治疗效果、判断预后。

【评定方法】

1. 损伤平面：脊髓损伤后出现损伤平面以下运动、感觉、反射等障碍。我们对 28 个感觉关键点行痛觉、触觉检查；对 10 块关键肌行徒手肌力检查以迅速判断损伤的感觉平面、运动平面。

(1) 两侧感觉关键点的检查部位如下：C2—枕骨粗隆，C3—锁骨上窝，C4—肩锁关节的顶部，C5—肘前窝的外侧面，C6—拇指，C7—中指，C8—小指，T1—肘前窝的尺侧面，T2—腋窝，T3—第三肋间，T4—第四肋间(乳线)，T5—第五肋间(在 T4 与 T6 之间)，T6—第六肋间(剑突水平)，T7—第七肋间(T6 与 T8 之间)，T8—第八肋间(T7 与 T9 之间)，T9—第九肋间(T8

与 T10 之间)，T10—第十肋间(肚脐水平)，T11—第十一肋间(T10 与 T12 之间)，T12—腹股沟韧带中部，L1—T12 与 L2 之间上 1/3 处，L2—大腿前中部，L3—股骨内上髁，L4—内踝，L5—足背第三柘关节，S1—足跟外侧，S2—腘窝中点，S3—坐骨结节，S4—S5—肛门周围(作为一个平面)。

(2) 确定运动平面主要检查下列肌肉：C5—屈肘肌(肱二头肌、旋前圆肌)，C6—伸腕肌(桡侧伸腕长肌和短肌)，C7—伸肘肌(肱三头肌)，C8—中指屈指肌(指深屈肌)，T1—小指外展肌(小指外展肌)，L2—屈髋肌(髂腰肌)，L3—伸膝肌(股四头肌)，L4—踝背伸肌(胫前肌)，L5—长伸趾肌(趾长伸肌)，S1—踝跖屈肌(腓肠肌、比目鱼肌)。

2. 损伤程度：采用 ASIA 残损指数评价标准，将脊髓损伤分为 5 个程度。

A：完全损伤，骶段 S4、5 无任何运动、感觉功能保留。

B：不完全损伤，脊髓功能损伤平面以下至骶段 S4、5 无运动功能而有感觉的残留。

C：不完全损伤，脊髓损伤平面以下有运动功能保留，但关键肌肌力在 3 级以下。

D：不完全损伤，脊髓损伤平面以下有运动功能保留，关键肌肌力均大于或等于 3 级。

E：正常，运动、感觉功能正常。

【注意事项】

1. 感觉平面是触觉和痛觉都保留的最低平面；运动平面是关键肌肌力 3 级以上，其上一平面 4 级以上。

2. 肛黏膜反射阳性提示骶段感觉保留；肛指诊阳性提示骶段运动保留。以此来判断属于 A、B、C 中的哪一级。球海绵体反射阴性说明处在脊髓休克期，此时所有反射阴性，无法判断是否为完全性损伤。

3. 确定了损伤平面及损伤程度即可制订康复计划，并能进行初步的预后判定。不同平面损伤的预后判定如表 9-4 所示。

表 9-4 不同平面损伤的预后评定

损伤水平	最低位有功能肌肉	活动能力	生活活动能力
C4—C5	膈、斜方、三角、肱二头	电动、特制轮椅驱动	完全依赖
C6	胸大、桡侧伸腕	轮椅驱动	中度依赖
C7—T1	肱三头、桡侧屈腕	轮椅实用、床轮椅转移	大部自理
T1—T5	指屈伸、手内部肌	厕所、浴室间转移	可自开特殊改装汽车
T6	上部肋间肌、上部背肌	用连腰带的支架、扶拐步行	大部自理
T12	腹、胸、背肌	带短腿支架、扶手杖	基本自理
L4	股四头肌	步行，不用轮椅	基本自理

【常见错误】

1. 损伤平面是功能保留的最低平面，很容易把它的下一平面作为损伤平面。

2. 在脊髓休克期检查肛黏膜反射及肛指诊反射是错误的。此时所有反射阴性无法判断是否为完全性损伤。

【思考题】

1. 简述截瘫与四肢瘫的区别。

2. 某脊髓损伤患者，行康复评定时发现左侧脐水平以上浅感觉存在（脐以下及下肢消失），右侧膝关节内侧以上浅感觉存在（小腿、大腿后外侧及肛周消失），请问该患者感觉平面是什么？

3. 某脊髓损伤患者，行康复评定时发现左侧上肢肱二头肌肌力4级，腕伸肌肌力3级，肱三头肌肌力1级，各手指没有主动运动；右侧肱二头肌肌力5级，腕伸肌肌力4级，肱三头肌肌力3级，指屈肌肌力1级，手指不能外展。请问该患者运动平面是什么？

第二节　常用康复治疗技术

一、关节活动度训练

关节活动受限是康复的常见问题，由骨关节损伤、长期制动和神经损伤引起。关节活动技术是指利用各种方法来维持和恢复因组织粘连或肌肉痉挛等多种因素所导致的关节功能障碍的运动治疗技术。关节活动度的训练方法有很多，常用的有被动关节活动、主动运动、牵引和蜡疗等。这里主要介绍被动关节活动。

【目的】

维持和改善关节活动度。

【操作步骤】

1. 一手固定关节的近端部分，另一手控制关节的远端部分，按关节的活动方向缓慢、轻柔地活动。

2. 一般上肢按肩胛、肩、肘、腕、手指关节的顺序；下肢按髋、膝、踝关节的顺序。

3. 每一个关节的各个活动方向包括屈曲、伸展、内收、外展、内旋、外旋等都要到位。

4. 对于有挛缩的关节则需行持续的牵引，牵引的力要足够大但不引起疼痛，时间持续20min以上，可以借助仪器、滑轮装置。

【注意事项】

1. 对于因伤病而暂时不能活动的关节，要尽早在不引起病情加剧和不引起不能耐受的疼痛的情况下进行被动的、范围尽可能接近正常最大限度的活动。

2. 速度要十分缓慢；动作要轻柔；炎症或疼痛越剧，动作应越慢和轻。

3. 每个不能动的关节每天应进行两次被动活动，每次活动3遍。

4. 病情缓解后由被动运动改为主动辅助训练，以后再改为主动训练。

【思考题】

1. 影响关节活动度的因素有哪些?
2. 改善关节活动度的技术有哪些?

二、肌力训练

神经肌肉病变或损伤后引起肌力下降,导致不同程度的肌萎缩或瘫痪。此时肌力训练非常重要,不仅能尽快恢复肌肉功能,而且可保护关节,支撑脊柱,预防继发性损伤。

【目的】

1. 增强肌力,改善肌肉营养。
2. 增强肌肉耐力,保护关节,支撑脊柱,预防继发性损伤。

【准备】

神经肌肉电刺激仪、哑铃、沙袋、滑板、训练床等。

【训练方法】

1. 0~1 级肌力时可采用神经冲动传递练习。嘱患者作主观努力,以尽力引起瘫痪肌肉的主动收缩,治疗者协助进行关节活动。同时予神经肌肉电刺激,电极置于肌肉运动点,方法同低频电疗法。

2. 1~3 级肌力时可采用助力训练。采用滑轮悬吊装置使肢体在减重下活动,或治疗师辅助肢体进行关节活动。此级患者也可予神经肌肉电刺激,电极置于肌肉运动点,方法同低频电疗法。

3. 3 级以上肌力可行主动训练。将肢体置于抗重力位,防止代偿运动。

4. 4~5 级肌力时可行抗阻训练。这是一种较有效的肌力训练方法。采用逐渐增加阻力的训练方法,先测出待训练肌肉连续 10 次等张收缩所能承受的最大负荷,称为 10RM(10-repetition maximum),每次训练 3 组 10 次运动,各组间休息 1min。第 1、2、3 组训练所用阻力负荷依次为 1/2、3/4 及 1 个 10RM。每周复测 10RM 值,并相应调整负荷量,使其随肌力的增长而增加。例如股四头肌训练可以采用股四头肌训练仪进行(图 9-3)。

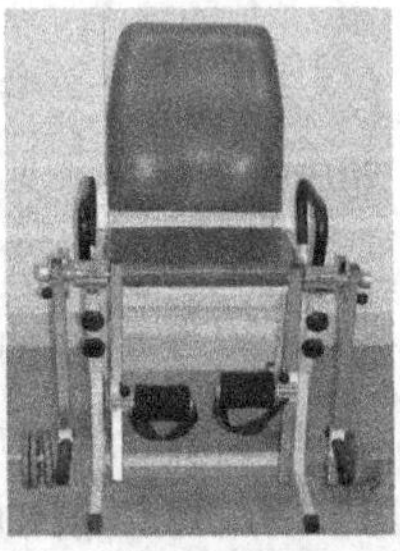

图 9-3 股四头肌训练仪

【注意事项】

1. 掌握训练方法:增强肌力为目的时,加重负荷量,加快运动速度,稍增加重复次数;增强耐力为目的时,负荷量相对较少,重复次数较多。运动量以第二天不感到疲劳和疼痛为准。
2. 进行讲解和鼓励,防止代偿运动的出现。
3. 注意无痛训练,注意心血管反应。
4. 做好正确详细的训练记录。

5. 肌肉收缩的运动形式的区别见表 9－5 所示。

表 9－5 肌肉收缩的运动形式比较

	等长运动	等张运动
肌肉长度	不发生变化	肌肉变长或缩短
肌肉张力	加强	不变
关节运动	无	有
适用	骨折后石膏固定、疼痛、肿胀	主动运动、抗阻运动
方法	肌肉全力收缩并维持 3～10s	肌肉反复收缩、放松

【思考题】

1. 简述引起肌力减低的常见原因。
2. 简述肌力级别与肌力训练方法之间的关系。

三、平衡协调功能训练

保持人体平衡需要三个环节的参与：感觉输入、中枢整合、运动控制。当这三方面中的一个或几个出现障碍时导致人体平衡障碍。协调(coordination)是指人体产生平滑、准确、有控制的运动的能力。所完成运动的质量应包括按照一定的方向和节奏，采用适当的力量和速度，达到准确的目标等几个方面。协调功能障碍又称为共济失调。协调与平衡密切相关、互相影响对人体完成正常运动非常重要，出现障碍时需分别进行训练。

【目的】

改善与促进平衡与协调功能，提高运动功能，从而提高日常生活活动能力。

【平衡功能训练方法】

1. 平衡训练的基本原则：
(1) 支撑面积由大变小。
(2) 稳定极限由大变小。
(3) 从静态平衡到动态平衡。
(4) 逐渐增加训练的复杂性。
(5) 从睁眼到闭眼。
(6) 因人而异，循序渐进。
2. 训练顺序：
截瘫患者：前臂支撑下的俯卧位→肘膝跪位→双膝跪位→半跪位→坐位→站立位。
偏瘫患者：仰卧位→坐位→站立位。
3. 方法：
仰卧位：桥式运动训练：治疗师将一只手放在患者的患膝上，然后向前下方拉压膝关节，另一只手拍打患侧臀部,刺激臀肌收缩,帮助患髋伸展。

俯卧位:患者取俯卧位,前臂支撑上肢体重,保持静态平衡;然后治疗师向各个方向推动患者的肩部,进行他动态平衡训练;最后进行自动态平衡训练,患者自己向各个方向活动。

肘膝跪位:患者取肘膝跪位保持平衡;治疗师向各个方向推动患者;患者自己向各个方向活动或者躯干侧屈或旋转,然后可指示患者将一侧上肢或下肢抬起并保持平衡,随着稳定性的增强,再将一侧上肢和另一侧下肢同时抬起并保持平衡。

双膝跪位和半跪位、坐位、站位训练方法同肘膝跪位。

【协调功能训练方法】

1. 协调训练的基本原则:

(1) 由易到难,循序渐进:动作的练习由简单到复杂。

(2) 重复性训练:每个动作都需重复练习,才能起到强化的效果。

(3) 针对性训练:对具体的协调障碍进行针对性的训练,这样更具有目的性。

(4) 综合性训练:除了协调训练,还要进行相关训练,如改善肌力和平衡的训练等。

2. 上肢协调训练:

(1) 双上肢交替上举。

(2) 双上肢交替摸肩上举:左、右侧上肢交替屈肘、摸同侧肩,然后上举。

(3) 双上肢交替前伸:上肢要前伸至水平位,并逐渐加快速度。

(4) 交替屈肘:双上肢起始位为解剖位,然后左、右侧交替屈肘,手拍同侧肩部,逐渐加快速度。

(5) 前臂旋前、旋后:肩关节前屈90°,肘伸直,左右侧同时进行前臂旋前、旋后练习;或一侧练习一定时间,再换另一侧练习。

(6) 腕屈伸:双侧同时进行腕屈伸练习,或一侧练习一定时间,再换另一侧练习。

(7) 双手交替掌心拍掌背:双手放于胸前,左手掌心拍右手掌背,然后右手掌心拍左手掌背,如此交替进行,逐渐加快速度。

(8) 指鼻练习:左、右侧交替以食指指鼻,或一侧以食指指鼻,反复练习一定时间,再换另一侧练习。

(9) 对指练习:双手相应的手指互相触碰,由拇指到小指交替进行;或左手的拇指分别与其余四个手指进行对指,练习一定时间,再换右手,或双手同时练习。以上练习同样要逐渐加快速度。

(10) 指敲桌面:双手同时以五个手指交替敲击桌面,或一侧练习一定时间,再换另一侧练习。

(11) 其他:画画、下跳棋等等。

3. 下肢协调训练:

(1) 交替屈髋:仰卧于床上,膝关节伸直,左右侧交替屈髋至90°,逐渐加快速度。

(2) 交替伸膝:坐于床边,小腿自然下垂,左右侧交替伸膝。

(3) 坐位交替踏步:坐位时左右侧交替踏步,并逐渐加快速度。

(4) 拍地练习:足跟触地,脚尖抬起做拍地动作,可以双脚同时或分别做。

4. 整体协调性训练:

(1) 原地踏步走：踏步的同时双上肢交替摆臂，逐渐加快速度。
(2) 原地高抬腿跑：高抬腿跑的同时双上肢交替摆臂，逐渐加快速度。
(3) 其他：跳绳、踢毽子等等。

【注意事项】

1. 若患者具有严重的心律失常、心力衰竭、严重感染，或严重痉挛等，则暂不宜训练。
2. 训练前、训练中要注意平衡协调功能评定，以了解问题所在，制订或修改训练方案。
3. 平衡协调功能训练不是孤立进行的，要同时进行相应的肌力训练等其他训练。
4. 训练时，治疗师要在患者旁边注意监护，以免发生跌倒。

【思考题】

1. 影响平衡训练的因素有哪些？
2. 影响协调训练的因素有哪些？

四、步行训练

【目的】

步行训练是以矫治异常步态，促进步行转移能力的恢复，提高患者的生活质量为目的的训练方法。

【步行训练常用方法】

1. 步行基础训练：
(1) 体位适应性训练；
(2) 肌力训练；
(3) 关节活动度训练；
(4) 平衡训练；
(5) 协调训练；
(6) 感觉训练。
2. 步行分解训练：
(1) 单腿负重训练；
(2) 靠墙伸髋→离墙站立；
(3) 患腿上下台阶；
(4) 患腿支撑伸髋站立，健腿跨越障碍；
(5) 靠墙伸髋踏步；
(6) 侧方迈步、原地迈步。
3. 室内功能性步行训练：
(1) 平行杠内训练；
(2) 助行器步行训练；

(3) 腋拐步行训练；

(4) 使用手杖的步行训练；

(5) 驱动轮椅训练。

4. 剪刀步态矫治方法：

(1) 采用神经生理学治疗技术及牵伸手法，抑制内收肌痉挛；

(2) 对顽固性痉挛，局部可考虑神经肌肉阻滞治疗；全身性可给予口服中枢性解痉药；

(3) 强化拮抗肌；

(4) 温热敷或冷敷；

(5) 足够的步宽，易化臀中肌，促进两者协同运动；

(6) 严重者可行选择性脊神经跟切断术。

5. 偏瘫步态矫治方法：

(1) 手法牵张股四头肌、腘绳肌、小腿三头肌、内收肌等；

(2) 躯干肌肌力训练如桥式运动等(见平衡训练)；

(3) 强化步行分解训练；

(4) 靠墙蹲马步训练；

(5) 退上退下台阶训练及侧方上下台阶训练；

(6) 膝关节屈伸控制性训练等

6. 足下垂步态矫治方法：

(1) 胫前肌肌力训练；

(2) 踝足矫形器(AFO)使用；

(3) 小腿三头肌及胫后肌牵伸；

(4) 功能性电刺激刺激胫前肌。

7. 臀大肌步态矫治方法：

(1) 臀大肌肌力训练：伸膝后踢腿/抗阻后踢腿；

(2) 俯卧背飞；

(3) 靠墙伸髋踏步；

(4) 倒退步行。

8. 臀中肌步态矫治方法：

(1) 臀中肌肌力训练如侧踢腿、抗阻侧踢腿等；侧方上下楼梯训练，如为一侧肌无力，训练时采用患侧腿先上楼梯，健侧腿先下楼梯的方法；

(2) 提降骨盆训练等；

(3) 站立位姿势调整训练，应在矫正镜前训练调整姿势；

(4) 活动平板上训练横行，并可逐步增加坡度和速度。

9. 减重步行训练(图 9-3)。

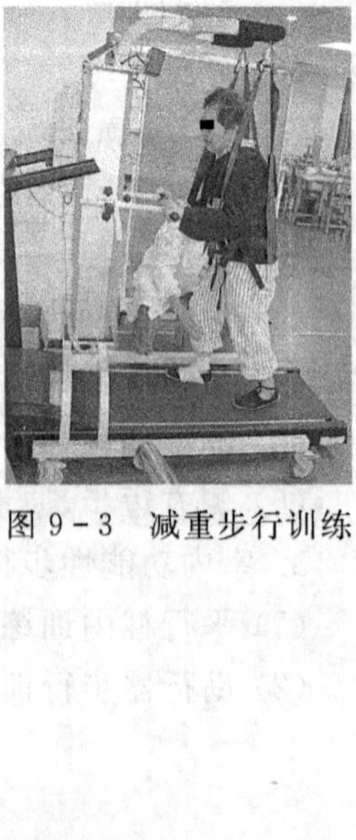

图 9-3 减重步行训练

【注意事项】

1. 行走训练时，注意安全。

2. 正确选择适当的行走辅助具和行走步态。

3. 要根据患者的身高和手臂长度，正确选择和使用适合的助行架、腋拐或手杖。

4. 当患侧下肢支撑力＜体重的50%时，不宜使用单腋拐；患侧下肢支撑力＜体重的90%时，不宜使用手杖；双下肢支撑力总和＜体重的100%时，不宜使用助行架。

【思考题】

1. 影响步行的因素有哪些？
2. 常见的步态异常有哪些？

第三节 常用物理因子治疗

一、高频电疗—超短波疗法

将频率大于100kHz的高频交流电作用于人体达到防治疾病目的的方法称高频电疗法。根据波的频率常有短波、超短波、微波等治疗法。本章介绍最常用的超短波治疗法。

【治疗作用】

1. 止痛。
2. 解痉挛。
3. 消炎。
4. 增强局部血运，促使组织生长（肉芽结缔组织尤为明显）。
5. 促进积液吸收。

【操作技术与方法】

1. 设备：有立地式大功率治疗仪（200～300W）及手提式或台式小功率治疗仪（25～80W左右）。成人、大部位选择大功率机；儿童、小部位、头面部等选择小功率机。

2. 剂量：无热量，患者无感觉，机器输出20～30mA，氖光灯微亮，适用于治疗急性疾病；微热量，患者有轻微温热感，机器输出30～60mA，氖光灯中等亮，适用于治疗亚急性、慢性疾病；温热量，患者有热感，机器输出70～100mA，氖光灯微亮，适用于治疗慢性疾病（机器输出因不同机器会有所不同，具体根据机器来决定）。

3. 电极放置：

对置法：病灶在两电极之间，电力线集中，贯穿治疗部位，作用较深，用于深部组织病变；

并置法：板状电极置于同侧，电力线较分散，只通过表浅组织，作用浅；

单极法：只使用一个电极放于病灶部位，另一极置于空间，作用仅限于电极下中央部位的表浅组织，用于治疗小而表浅的病变。

4. 操作步骤：

(1) 患者取卧位或坐位，不必裸露治疗部位。

(2) 选择电极，按治疗需要摆放电极。

(3) 将电极的电缆插头插入治疗机的输出插孔内，接通电源，治疗机预热 3min 后，接通高压，调节调谐钮，同时询问患者的感觉，使之符合治疗需要。

(4) 调节定时器。

(5) 治疗结束时，逆上述顺序，依次关闭输出、高压及电源，取下患者身上的电极和衬垫物。

5. 治疗 15～20min，每日 1 次，10～15 次为 1 疗程。

【注意事项】

1. 不论治疗剂量的大小如何，必须使治疗机的输出处于谐振状态。调谐就是调节电容或电感，使输出电路的振荡频率与治疗机的振荡电路的振荡频率一致，发生谐振，此时振幅最大，输出电流最大。

2. 务必使电极的面积稍大于病变的面积，以免电极周缘的电力线向外扩散，病变周缘部位的治疗作用减弱，而且治疗范围包括了病灶周围的健康组织时将有利于动员健康组织的免疫力。

3. 治疗前告诉患者所需治疗剂量的正常感觉，治疗中导线不能接触人体。治疗部位有汗液需擦干，月经期避免下腹部治疗。治疗过程中要询问患者有否灼痛。

4. 治疗中两电极不能接触，导线不能打圈、不能交叉。

【思考题】

1. 超短波治疗的适应证与禁忌证有哪些？
2. 简述超短波消炎作用的原理。

二、中频电疗法

应用频率为 1000～100000Hz 的脉冲电流治疗疾病的方法，称为中频电疗法。常见有干扰电疗法（图 9－4）、音频电疗法、调制中频电疗法等。

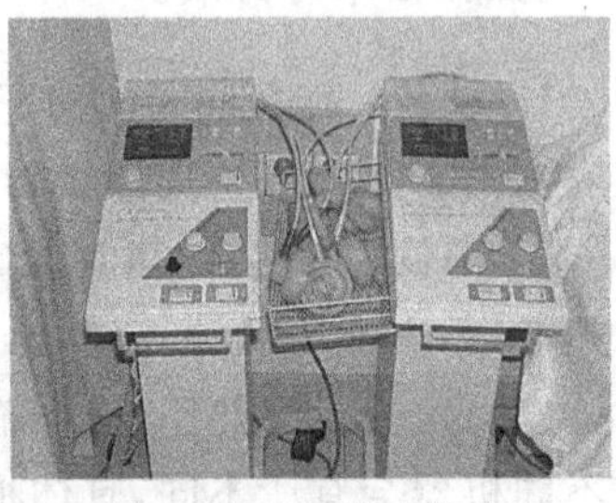

图 9－4　干扰电疗仪

【治疗作用】

1. 促进局部血液循环作用。
2. 镇痛作用。
3. 消炎作用。
4. 软化疤痕，松解粘连。
5. 刺激运动神经和肌肉引起正常骨骼肌和失神经肌肉收缩、锻炼肌肉、防止肌肉萎缩的作用，并有提高平滑肌张力、引起平滑肌收缩和调整植物神经功能的作用。

【操作技术和方法】

1. 将仪器接通电源，选择大小适宜的电极板和热水浸透的衬垫，或涂抹导电胶，再接上输出导线与仪器连接。然后将电极放在患者裸露的治疗部位上，用沙袋或固定带固定电极。干扰电有吸盘电极，置于病灶部位的皮肤表面。

2. 开启电源，根据疾病诊断和医嘱，按动程序处方键，选择治疗所需的程序处方。

3. 检查输出旋钮，使之处于“零”位，然后调节治疗时间，进入倒计时状态，最后调节电流输出使之达到治疗所需的适宜电流强度。

4. 治疗时电极下有电刺激、麻、颤、肌肉收缩感，可按患者的感觉和耐受程度调节电流量。

5. 治疗完毕时，将剂量旋钮转至“零”位，关闭电源，取下电极。衬垫洗净、煮沸、晾干。

6. 治疗 15～20min，每日 1 次，10～15 次为 1 疗程。

【注意事项】

1. 中频电疗机特别是微电脑控制的治疗机应与高频电疗机分开，分设于两室，至少应将两者的电路分开，以免中频电疗机的工作受高频电磁波的干扰。

2. 使用治疗机前应检查治疗功能是否正常，电极、导线等是否完好，导线插头、导线夹等是否牢固，不得将有故障、破损、接触不良的治疗机或附件用于治疗。

3. 治疗时不要接触机器，不可随便活动；中频电治疗时，患者治疗部位的金属物品（如手表、发夹、首饰等）应予除去，体内有金属异物（如骨科金属固定物、金属碎片、金属节育环等）的部位，应严格掌握电流强度，$<0.3mA/cm^2$ 方可避免组织损伤。

4. 选择适合治疗部位的电极、衬垫放置治疗部位上，尽量使病灶位于两电极中间；电极和夹子不可接触皮肤，以免电击灼伤；电极质地应柔软可塑，其弯度应与治疗部位的轮廓相一致，务使电极、衬垫与皮肤均匀接触。

5. 电极不能在心前区及其附近并置和对置治疗；有心脏病患者，电流不宜过强，并注意观察患者反应，如有不良反应应立即停止治疗；孕妇忌于下腹部、腰骶部及邻近部位治疗；佩戴心脏起搏器者不得进行中频电治疗。

6. 治疗电流量的调节应根据治疗的要求和患者的感觉，一般以感觉阈或运动阈为准。瘢痕部位、浅感觉或血液循环不佳的部位治疗时，电流强度的调节不应以患者的感觉为准。

7. 治疗期间注意观察有无副作用，如有头晕、头痛、胸闷、嗜睡等症状发生，应及时调节电流强度或停止治疗。

8. 治疗时电极板要充分和皮肤接触，使电极下电流均匀分布。中频电流虽没有电解作用，但在治疗时电极、导线夹等直接接触皮肤或电极不平而使电流密集某处，可能造成皮肤损伤。

【思考题】

1. 中频电疗的适应证与禁忌证有哪些？

2. 简述音频电疗法的治疗作用。

三、低频电疗法

应用频率 1000Hz 以下的脉冲低频电流来治疗疾病的方法称为低频电疗法。常用的有神经肌肉电刺激、功能性电刺激（图 9－5）、感应电疗法、经皮电神经刺激疗法等。

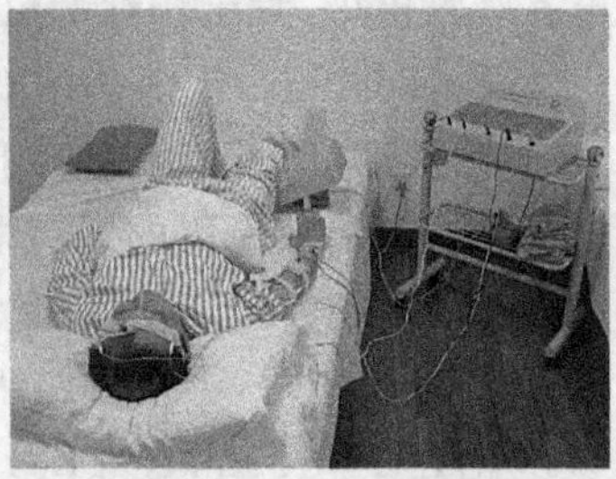
图 9-5　功能性电刺激

【治疗作用】

1. 兴奋神经肌肉组织。
2. 促进局部血液循环。
3. 镇痛作用。

【操作步骤】

1. 治疗前向患者解释治疗中出现的应有的感觉。
2. 固定电极。
3. 打开电源，选择治疗频率、脉宽、治疗时间，再调输出的电流强度。
4. 治疗结束，将输出旋钮复位，关闭电源，取下电极。

【注意事项】

1. 了解禁用人群，掌握适应证。神经肌肉电刺激用于周围神经损伤；功能性电刺激用于中枢神经损伤所致瘫痪；感应电疗法防治肌萎缩；经皮电神经刺激疗法镇痛。
2. 治疗前应了解有无皮肤感觉。
3. 治疗中避免烧伤。
4. 电极不宜放置在颈部。
5. 对于制动的患者，不宜引起关节活动。
6. 治疗癔病时需采用肌肉明显收缩的电流强度为宜，并配合暗示治疗。
7. 治疗过程中，患者不可移动体位及接触金属物品。

【思考题】

1. 常见低频治疗法有哪些？
2. 试述功能性电刺激的作用。

四、光疗法

应用人工光源或日光辐射治疗疾病的方法称为光疗(phototherapy)。光疗法所采用的人工光源有红外线、可见光、紫外线、激光四种。此处介绍最常用的红外线疗法。

【治疗作用】

1. 缓解肌肉痉挛。
2. 镇痛作用。
3. 消炎作用。
4. 促进组织再生。
5. 其他治疗作用。

【仪器设备】

红外线灯或太阳灯。

【操作步骤】

1. 打开仪器开关。
2. 调节探头与治疗部位的距离约 30～50cm，定时 20～40min。
3. 以照射部位有舒适的温热感为宜，每日 1～2 次，10～20 次为 1 疗程。

【注意事项】

1. 治疗时避免直接照射眼睛，照射头面部时戴防护眼睛。
2. 对于急性创伤，需 24～48h 后小剂量照射。
3. 对肢体有循环障碍、陈旧瘢痕植皮术后或感觉障碍区照射时注意要使用小剂量。

【思考题】

1. 常见光疗法有哪些？
2. 红外线治疗的作用有哪些？

五、牵引疗法

牵引(traction)疗法是指运用作用力与反作用力的力学原理，通过手法、器械或电动装置产生的外力，作用于人体脊柱或四肢关节，使关节发生一定的分离、关节周围软组织得到适当的牵伸，从而达到治疗目的的一种方法。有四肢关节软组织的牵伸，也有脊柱（颈椎、腰椎）的牵引。此处介绍颈椎、腰椎仪器牵引。

【治疗作用】

1. 增大椎间隙。
2. 牵伸挛缩组织。
3. 纠正椎间小关节紊乱，恢复脊柱正常排序。
4. 扩大椎间孔，减轻神经根压迫症状。
5. 恢复椎体的正常排序。

【仪器设备】

自制简易牵引装置或电脑控制颈腰椎牵引器。

【操作步骤】

1. 颈椎牵引(图 9－6)：多采取坐位颌枕吊带法，牵引力方向与躯干呈前倾 20°角(或根据部位调整角度，靠近下颈椎角度增大，靠近上颈椎角度减小)，以使椎间隙和椎间孔增至最大限度。开始时牵引力为 3～4kg，若无不适则逐日增加至 10kg 或更多，一般不超过 15kg。每次 20～30min，每日 1～2 次，15～20d 为 1 疗程，重症患者可住院持续牵引。

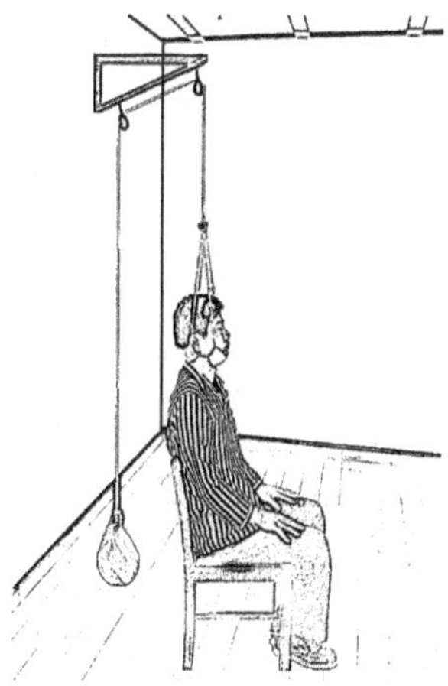

图 9－6　颈椎牵引

2. 腰椎牵引(图 9－7)：可取仰卧位或俯卧位，胸肋带和骨盆带分别固定于季肋部和骨盆髂嵴上方。利用牵引床和牵引装置沿腰段脊柱纵轴施加牵引力，开始重量为自身体重的 30％～80％，可逐渐增加至 100％，最大不能超过体重的重量。一次 20～30min，轻重量牵引时持续时间可适当延长，大重量牵引时持续时间可酌情缩短。每日 1～2 次，15～20d 为 1 疗程，重症患者可住院持续牵引。

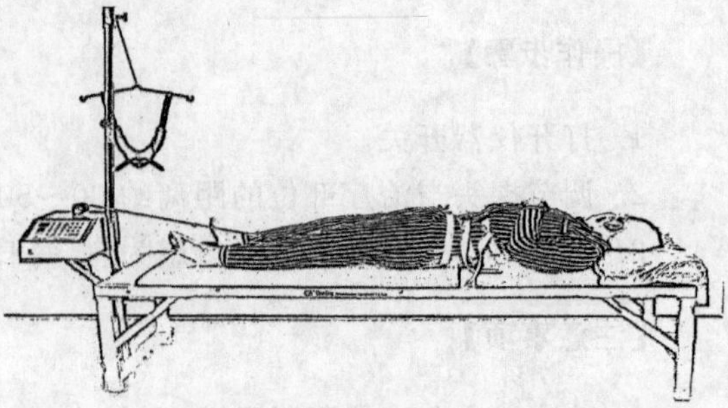

图 9－7　腰椎牵引

【注意事项】

1. 牵引前向患者做好解释工作，消除患者紧张情绪，嘱其牵引时不要屏气或用力对抗。

2. 牵引中或牵引后可配合其他治疗，如药物、物理因子或推拿手法等综合治疗，以增强疗效。牵引治疗期间需适当卧床或休息。

3. 牵引过程中，如果患者症状、体征加重，应减轻牵引重量或停止牵引。肥胖和呼吸系统疾患慎牵。孕妇、严重高血压、心脏病患者禁牵。

4. 腰椎牵引中胸肋固定带和骨盆固定带要扎紧，但胸肋固定带安放的位置和松紧以不妨碍患者正常呼吸为度，同时应防止卡压腋窝，以免造成臂丛神经损伤。两侧牵引绳应对称，松紧一致。

5. 腰椎牵引前可进行腰部热疗，有助于放松腰部肌肉，避免拉伤；牵引后应缓慢去除牵引带，嘱患者继续平卧休息数分钟，再缓慢起身。必要时可佩带腰围以巩固疗效。

6. 腰椎牵引时屈髋、屈膝 90°，使腰椎前凸变平成处于中立位，牵引力主要作用于腰椎下段病变，在此体位下的牵引可更充分地放松腰部肌肉，使腰椎生理前屈变平，牵引力更容易作用于椎体后侧的病变部位，产生更好的治疗效果。

【思考题】

1. 腰椎牵引的适应证与禁忌证有哪些？

2. 颈椎牵引的适应证与禁忌证有哪些？

（徐琳峰）